Docteur Arnaud Petit
Chirurgien esthétique

Pauline Petit-Paillard
Infirmière

Médecine et chirurgie esthétiques : tout savoir

MANGO Society

SOMMAIRE

CHAPITRE 2 :

CHIRURGIE ET MÉDECINE ESTHÉTIQUES : ALLER AU-DELÀ DES APPARENCES

Avant-propos

Il était une fois un petit garçon répondant au nom d'Arnaud. Discret, rêveur, passionné de piano, hypersensible, doté d'une personnalité très douce, solitaire, idéaliste, délicat, gentil, le garçonnet en surpoids détestait l'injustice et se demandait : « Pourquoi les autres se moquent, humilient et font du mal ? »

Les malheurs du monde ne laissent jamais impassibles.
Je porte en moi des blessures d'âme.

Trop petit pour agir, je décide de devenir médecin et d'aider autrui, une destinée pourtant très loin de mon milieu d'origine. Dès mon plus jeune âge, je lis beaucoup, je préfère passer mes après-midi dans ma chambre plutôt que de grimper aux arbres. C'est ma bulle, mon univers. Les souvenirs de mes 20 ans en tant qu'ancien « fort » refont souvent surface. Les moqueries sur le physique laissent des traces indélébiles. Il suffit d'un mot, d'une étincelle, pour faire jaillir à nouveau ces mémoires douloureuses. Chirurgien esthétique… Est-ce un hasard, est-ce le destin ?

J'ai été marqué par le film *Des mains en or* (Thomas Carter, 2009), tiré d'une histoire vraie, celle du jeune Ben Carson, issu des quartiers défavorisés de Detroit, qui devient un neurochirurgien extraordinaire. Je l'ai vu et revu je ne sais combien de fois. La chirurgie (je ne savais pas encore laquelle) me passionne et devient pour moi une véritable révélation et une vocation. C'est ainsi que mon destin est tracé.

Je n'ai pas honte d'avoir choisi un métier qui aide les autres tout en m'aidant moi-même. Une motivation saine domine mon action, partout. Mais la seule bonne volonté ne suffit pas, ni l'attention en classe. Pour obtenir un droit d'entrée dans ce métier, il faut passer par la première année de médecine, avec ce concours si difficile. Il faut faire preuve d'intégrité morale, oui, mais aussi d'une extrême résistance physique. Chaque moment où l'on n'étudie pas est un moment perdu. Je persévère donc, je travaille, totalement, sans condition. Je mets ma vie personnelle entre parenthèses et décide de me consacrer intégralement à mes études. En véritable Capricorne, quand j'ai quelque chose en tête, rien ne peut me faire changer de direction.

Quand j'enfile ma blouse blanche d'étudiant en médecine pour la première fois, je suis convaincu. La chirurgie esthétique me fascine : fine, délicate et belle. Elle a pour mission d'aider à l'acceptation de soi. Elle me correspond tout à fait. Grâce aux patients rencontrés, grâce à leur volonté sans faille, j'ai reçu de belles leçons de courage.

Je me lève très tôt le matin, et après les opérations au bloc et les consultations, je reste tard dans le service. Je suis heureux, le cœur gonflé de bonheur et la tête pleine d'aspirations. Discret, n'aimant pas le conflit ni les éclats de voix, idéaliste, rêveur, méticuleux, étudiant discipliné, toujours disponible (trop ?), je bâtis mon chemin.

Ma première fois au bloc en tant qu'externe, je fais un malaise : les odeurs de « cochon grillé » remuent mon estomac… Je me souviens aussi du bruit des instruments. En tant qu'externe (l'externe, le parent pauvre de la médecine…), j'ai la chance de rencontrer le professeur Vinh, professeur en orthopédie à l'hôpital Cochin. Avec lui, je tisse un lien particulier. J'arrive très tôt à l'hôpital et nous nous retrouvons tous les matins dans son bureau, tous les deux. Il m'explique l'anatomie, nous discutons de cas, nous parlons de voyages, je note chaque mot, j'assiste, passionné, à toutes ses chirurgies… Il a un rapport amical avec moi, sans problème d'ego, humble ; je ne l'oublierai jamais. Il me communique l'amour de la chirurgie, la beauté des techniques et l'exactitude du geste. Je m'épanouis complètement dans un bloc opératoire. Quand la lumière se fixe sur les doigts du chirurgien, le temps s'arrête. Quelle émotion !

« Quand la lumière se fixe sur les doigts du chirurgien, le temps s'arrête. »

Mon premier stage de chirurgie en tant qu'interne, je le réalise en orthopédie pédiatrique, où je participe à des chirurgies incroyables de redressement de la colonne. Lorsque l'on regarde le chirurgien, cela paraît tellement simple, il est tellement rapide, son geste sûr, il possède une maîtrise de lui-même essentielle : il excelle ! Le docteur Métaizeau a une approche très humaine dans sa transmission à mon égard, il est à l'écoute, apaise et donne l'impression à l'autre d'exister, je suis très touché. Ma gratitude est infinie.

J'ai eu de la chance, car il y a aussi des chefs moins bienveillants. Les études de médecine, et la réalité de l'hôpital en général, sont bien loin de certains films ou de certaines séries lissées et romancées. C'est un chemin parsemé de roses, mais aussi d'épines.

La médecine est un milieu très compétitif par essence, parce que cette compétition est encouragée tout au long de nos (nombreuses) années d'études. Doucement, les choses évoluent, mais c'est un système qui reste encore traditionnel.

On essaie de rester soi le plus possible, de garder son unicité, son authenticité de conscience (et donc sa vulnérabilité), on essaie de ne pas se diminuer pour correspondre aux standards. Je n'affectionne pas la normalité des codes : tous les codes binaires me mettent mal à l'aise. Ma protection, je la puise alors dans mon authenticité et je suis tellement reconnaissant pour ce que cela a révélé en moi... Je n'ai jamais envié le bonheur des autres. Mais mes joies et mes peines ont fait de moi l'homme que je suis aujourd'hui.

Il y a donc des obstacles à surmonter, des difficultés inhérentes à la nature humaine et à ce métier, mais loin de me décourager, avec mon tempérament fonceur et déterminé, je m'accroche. La persévérance est souvent récompensée. Peu importe le chemin tant que je suis utile. Seul le résultat compte. À ceux qui m'ont parfois humilié, qui se sont moqué, j'espère juste que ces quelques lignes vous feront réfléchir. Grâce à ce long parcours, je connais la valeur de la patience et la résilience.

Parfois, mon utopie s'estompe et la vérité me saisit. Mais je ne lâche pas, jamais, je m'adapte et je travaille. Mes études se poursuivent, je passe toutes les étapes. Je donne, durant toutes ces années, le meilleur de moi-même. Et enfin, un jour, avec un peu d'appréhension, je pénètre dans mon nouveau bureau : le bloc opératoire. Le sol, le plafond sont couverts d'une blancheur parfaite, je me fraie un chemin entre les brancards et le personnel soignant. C'est une ambiance assez calme, silencieuse. Les lumières d'un blanc immaculé dansent. Il est difficile de reconnaître les gens avec le masque, le calot et la casaque…

Selon les endroits, les équipes sont chaleureuses ou plutôt froides. Le premier contact est souvent difficile et il n'est pas toujours évident de faire cesser cette réserve. Mais il y a toujours un collègue, une infirmière, une aide-soignante avec un sourire, un petit mot réconfortant. Je remercie ici chaleureusement tous les professionnels paramédicaux qui guident la route des chirurgiens. On sous-estime souvent la puissance d'un regard valorisant posé sur nous, et la confiance que l'autre peut nous donner.

C'est ainsi qu'arrive dans ma vie « l'infirmière à la fleur », Pauline, au début de mon internat. Un seul regard suffit, une seule phrase, « Salut, bienvenue, je suis Pauline, l'infirmière de ton secteur ». Une tresse sur le côté et une fleur dans les cheveux, je sens à cet instant, pour la première fois, que ma vie va prendre un autre tournant. Cette femme solaire, pétillante, qui dégage autour d'elle une immense joie de vivre, au rire et à la vanne faciles, bienveillante, hippie, hypersensible, devient par la suite mon binôme de travail, mon épouse et la mère de mes merveilleuses filles. Pauline, l'infirmière : infirme hier, elle aussi, attirée par la beauté. Est-ce un hasard, est-ce le destin ? Elle arrive à tout emmener vers la lumière.

Je ne cherche pas la gloire, ma quête est d'une autre nature. Ce n'est pas un enrichissement personnel. L'installation en libéral n'est pas si simple. Les patients ne nous attendent pas, il faut construire sa patientèle (qui n'est pas toujours fidèle en esthétique) et cela peut prendre du temps. Les charges sont importantes, il y a beaucoup d'administratif, une grande compétition présente, il faut trouver une clinique et l'accueil varie selon les établissements et le personnel. Au début de mon installation, je fais face à des désillusions.

Au bloc opératoire, je reste discret, je m'adapte aux personnes et mon travail me fait oublier les équipes moins coopérantes, aux regards méfiants. On est parfois considéré comme un rival et non comme un égal. L'orgueil tue les relations entre les hommes. Le respect de l'autre est un sentiment pourtant simple. Les opérations en clinique exigent des qualités supplémentaires de sérénité et de rapidité dans les gestes.

“ Les opérations en clinique exigent des qualités supplémentaires de sérénité et de rapidité dans les gestes. ”

Levé à 6 heures, j'avale en vitesse un petit-déjeuner, et j'arrive vers 7 h 30 à la clinique où je rejoins mes patients dans leur chambre pour faire les dessins préopératoires. Les opérations au bloc se suivent. À 14 heures, c'est le début de mes consultations à mon cabinet jusqu'à 20 h 30. Puis je repasse à la clinique voir les patients opérés du jour. En général, mes enfants dorment quand je rentre, mais je les appelle en visio tous les soirs avant le coucher. C'est un moment intangible pour moi. Mes filles et ma femme sont mon socle solide. Un soutien sans failles qui me donne des joies intenses, une émotion d'amour si forte. Elles m'aident à surmonter les difficultés quand il y en a.

Chaque journée m'amène des émotions nouvelles qui rendent mon métier encore plus passionnant. C'est extraordinaire de collaborer avec toutes ces équipes. D'accompagner tous ces patients. Il n'y a évidemment pas que du soleil, planent aussi des ombres qui, bien que parfois lourdes, n'assombrissent pas mon action. J'ai appris à honorer les tempêtes.

“ Chaque journée m'amène des émotions nouvelles qui rendent mon métier encore plus passionnant. C'est extraordinaire de collaborer avec toutes ces équipes. D'accompagner tous ces patients. ”

Je pratique de la chirurgie réparatrice après des mastectomies suite à des cancers du sein, je soigne des brûlés, des cancers de la peau, je m'occupe de chirurgie dermatologique, de lésions sur les pieds, de chirurgie des seins, des ventres, des bras, des fesses, des visages, des nez, des paupières, des oreilles… La chirurgie plastique, esthétique et réparatrice, est très variée. L'idée est d'apporter mon aide par mon expertise, mais jamais de rendre les patients dépendants de moi. Je ne suis pas un « guide » qui leur apporte des réponses extérieures : ils doivent s'autoréaliser seuls. Je ne minimise pas la valeur de mes actions. Toutefois, je considère que mon rôle est de fournir un appui à un moment précis de la vie des patients, puis de leur rendre leur indépendance.

La polémique autour de cette profession est pour moi totalement vaine. Les campagnes de dénigrement ne concernent finalement que les personnes qui ont une méconnaissance de ce métier. L'idéalisme du miracle de la chirurgie esthétique peut être dangereux si cette dernière est mal comprise. Dans un monde idéal, l'union entre confrères dans une fraternité, une collaboration en bonne intelligence dans le même amour pour les autres, dans le culte du serment d'Hippocrate, serait un merveilleux bouclier de défense face à nos détracteurs…

La chirurgie esthétique : chirurgie de luxe, superficielle ? Il n'y a pour moi que des personnes qui souffrent et que l'on peut accompagner. Aujourd'hui, je ne regrette pas d'avoir réalisé cette vocation d'enfant.

Introduction

Les livres ne sont pas qu'une succession de paragraphes… L'écriture est un processus complexe, intime, un partage. Les livres ont définitivement ouvert mon esprit vers des champs nouveaux et changé ma vie. Écrire un livre était un véritable rêve pour moi, et le fait que ce projet vive est tout bonnement magnifique. C'est une expérience d'autant plus unique qu'elle a été partagée : si ce livre est écrit à la première personne, il a été rédigé à quatre mains, avec Pauline, mon épouse et binôme de travail.

Dans mon métier de chirurgien esthétique se loge une vraie beauté. Je suis bercé par des histoires de femmes et d'hommes, et je partage entre ces pages un peu de leurs vies, de leurs parcours, de leurs questionnements, expériences, contradictions, joies, peines, craintes, espoirs, de leurs victoires sur eux-mêmes et sur les autres. Comme un témoignage de leur pouvoir, de leur douceur, de leur connexion, et comme le message simple d'un extraordinaire lien entre l'homme que je suis, le chirurgien, et d'autres êtres humains.

Aujourd'hui, dans cet ouvrage, je vous emmène découvrir cette médecine, cette thérapeutique holistique encore trop méconnue et mal comprise, entachée de vieux tabous religieux, comme un voyage. Mon objectif est d'ouvrir vos sens à de nouveaux horizons, d'approfondir vos questions et peut-être de vous aider à trouver une boussole au travers de mes réflexions. Au début de ma carrière, j'étais mal à l'aise à cette idée, comme un enfant innocent. Mais aujourd'hui, avec humilité, j'assume pleinement ma responsabilité quand je dis que mon métier est un travail thérapeutique.

Dans notre société actuelle et depuis des siècles, le rapport au corps est complexe tant il est subjectif et singulier. Il ne s'agit pas tant de physique que d'estime de soi, de blessures fondamentales (abandon, rejet, humiliation, manque d'amour...), de peurs (susciter du désir, recevoir de l'amour, de la reconnaissance, une acceptation...), ou de réassurance enfantine qui marquent et déterminent nos relations à nous-même et aux autres.

Aujourd'hui, les médias assimilent réussite sociale et perfection physique, et nous sommes tous prisonniers d'un carcan qui nous impose un idéal esthétique physique irréaliste. La confrontation entre les créatures stéréotypées que les journaux ou les publicités nous proposent et notre propre image peut entraîner des complexes, et beaucoup de personnes se sentent rejetées par la société. Elles se tournent alors vers la médecine et la chirurgie esthétiques pour trouver une beauté qu'elles pensent ne pas avoir... D'ailleurs, si la chirurgie et la médecine esthétiques ont pendant des années été taboues et gardées secrètes, les mœurs évoluent et, aujourd'hui, ces deux pratiques se démocratisent. Mieux acceptées, elles s'ouvrent à tous les âges, à toutes les catégories socioprofessionnelles et aux deux sexes. Même si les femmes demeurent majoritaires, les hommes sont de plus en plus nombreux à y avoir recours, parce que le rapport à la beauté et à la virilité évolue.

Dans cette société où la beauté règne en maître, mon rôle n'est alors pas de vendre du rêve, mais de créer une réalité dans l'honnêteté, dans la déontologie de ma profession et dans le respect du travail bien fait. Un individu est en effet une globalité et non pas un corps morcelé. C'est une harmonie qui n'échappe pas aux lois naturelles. Le but de la médecine et de la chirurgie esthétiques n'est pas de permettre d'appartenir à un monde de perfection, mais de retrouver une harmonie dans des proportions justes.

Les raisons de complexer sont malheureusement multiples. Un complexe arrive quand nous focalisons nos pensées sur UN défaut, qui peut être réel ou ressenti. En fait, qu'il existe effectivement ou non n'a aucune importance. Le complexe est là et c'est notre réaction face à lui qui est déterminante. Nous mettons notre énergie à cet endroit, et l'enlevons donc d'ailleurs. Nous nous jugeons, nous infligeant les pires tortures morales et nous fixant des objectifs inatteignables pour (nous) plaire. Nous avons peur du jugement, des critiques. Mais il ne tient qu'à nous de donner du poids ou du pouvoir au regard de l'autre, d'alléger ce qui nous limite pour accéder à notre puissance personnelle.

Le chemin vers la paix et l'amour de soi n'est pas un long fleuve tranquille. Il évolue, il s'apprend. Je suis parfois comme une rivière sur votre route, qui permet au flux de la vie de mieux circuler, afin que vous (re)trouviez le chemin de l'amour pour vos corps, pour aller vers plus d'authenticité, plus de liberté, au plus profond de vos cellules. Grâce à l'amour de soi, nos peurs ne dictent plus nos décisions.

Dans ce livre, je m'attarderai plus particulièrement sur les femmes, souveraines, mes guides, qui composent la majeure partie de ma patientèle, et pour qui prendre leur place avec audace et confiance dans la société actuelle est encore un chemin parsemé de roses et de pierres. Quelle est la capacité des femmes à choisir dans notre société occidentale ? Comment atteindre une juste mesure dans notre rapport à la beauté, dans le temps investi, l'argent investi, dans notre identité individuelle, dans l'investissement de l'apparence ?

Mon action est d'être une aide à un moment dans votre vie, mais surtout de vous apprendre à vous passer de moi. Cette vision me réconforte et me confirme l'image merveilleuse que j'ai de notre action en tant que chirurgiens. Nous sommes les témoins d'une révolution, d'une évolution des mentalités, des mœurs et des esprits, vers toujours plus de conscience de soi.

Ainsi, j'espère de tout mon cœur, bien humblement, que l'ouvrage que vous tenez entre vos mains aura un impact sur vous, qu'il vous touchera au cœur, que vous soyez un homme ou une femme, et qu'il vous donnera l'opportunité de vous questionner sur votre propre rapport à la beauté, vos vulnérabilités, vos conditionnements, votre courage. Qu'il vous aidera aussi, peut-être, à avoir des prises de conscience sur vos schémas, vos mécanismes de protection, sur vos mémoires traumatiques, sur la société.

CHAPITRE 1

LA TYRANNIE DE LA BEAUTÉ

« Miroir, mon beau miroir, dis-moi que je suis la plus belle ! »

Je m'attaque dans ce premier chapitre à un sujet très difficile à traiter : celui de la beauté. La beauté est en effet complètement arbitraire ! Avec ses paradoxes et les injonctions qui l'accompagnent, elle nous distingue ou nous uniformise. La beauté porte en elle ses violences visibles et invisibles. Imposée ou subie, elle est source de discrimination, peut être vue comme une source de plaisir ou au contraire être à l'origine d'une grande souffrance... Superficielle ou naturelle, limitante ou libératrice, elle nous affranchit comme elle peut nous enfermer. D'aucuns pourraient penser qu'il s'agit d'un sujet superficiel. Au contraire, la représentation de la beauté n'est pas sans conséquence et a joué un rôle dans la marche de l'histoire. Attardons-nous sur cette notion de beauté et sur ce qu'elle signifie, notamment pour les femmes.

Un idéal féminin très normé

La beauté au cours de l'histoire

La beauté est d'abord une histoire de femmes, car c'est bien d'elles qu'on parle quand on évoque la beauté. Les hommes, eux, ont du charme ou une belle gueule, mais on dit moins d'eux qu'ils sont « beaux ». Or, ce lien fort entre femmes et beauté aboutit à une forme de tyrannie. S'il évolue dans le temps, le modèle de beauté associé à la gent féminine n'en demeure pas moins un poids pour nombre d'entre elles.

Comment la notion de beauté a-t-elle évolué au fil des siècles ? De quelle manière le corps « idéal » des femmes a-t-il été influencé par des facteurs sociaux, culturels et économiques ? Comment a-t-on défini la beauté au cours du temps ? Je vous propose de revenir sur quelques périodes historiques majeures en Occident et sur la façon dont on y envisageait la beauté.

Au Moyen Âge, la beauté des femmes était naturelle. Les femmes les plus attirantes étaient celles ayant des corps généreux avec des seins et des hanches larges. On considérait qu'elles n'avaient pas besoin de se maquiller.

Dès la fin du xve siècle, en pleine Renaissance, les tabous religieux concernant principalement le corps des femmes et le fait de ne pas le montrer commencent à disparaître et les hommes se mettent à admirer le corps nu des femmes. Le nombre d'or, conçu dans l'Antiquité par Pythagore (VI-Ve siècle), est invoqué à propos du corps et du visage humain pour expliquer ses proportions : le visage doit notamment être deux tiers plus large que long. On le retrouve dans les études des corps de Léonard de Vinci. Symbole de la beauté et de l'harmonie, ce nombre d'or est un ratio qui permet de « mesurer » la beauté et l'attractivité des femmes[1]. À cette époque, on assiste au développement d'une féminité et d'une beauté plus travaillées. Le teint doit alors être diaphane, préservé du soleil et l'on s'enorgueillit d'avoir une silhouette voluptueuse (les formes pulpeuses sont considérées comme très sexy). D'ailleurs, *La Joconde* de Léonard de Vinci (teint pâle, mains potelées) représente l'image du canon féminin à la Renaissance. Au contraire, les femmes bronzées et musclées, qui le sont à cause de leurs activités quotidiennes et du fait qu'elles utilisent leur corps comme un outil de travail, sont moins bien vues et considérées. Ce sont les femmes du peuple.

Au XVIIe siècle, les corsets voient le jour et les femmes commencent à se faire une taille de guêpe pour être belles. On les trouve séduisantes si elles ont un décolleté très plongeant. Les perruques sont de mise pour ajouter de l'élégance à leur look. Les marques de beauté deviennent populaires (on porte par exemple dans la haute société des grains de beauté artificiels, les fameuses mouches) et l'on n'hésite pas à se farder et à se poudrer pour accentuer un teint de porcelaine.

1. *Les sciences et l'art*, Marie-Christine de La Souchère, éditions Ellipses, 2016.

Le siècle des Lumières se démarque des excès du siècle précédent : le naturel fait sa réapparition dans les canons de beauté féminins. Les cheveux sont libérés et les vêtements coincent moins le corps des femmes. Elles montrent plus les courbes de leur corps et les hanches s'affirment. Le maquillage, avec toujours du rouge pour mettre les pommettes et les lèvres en valeur, se veut moins ostentatoire. Une beauté érotisée commence à se diffuser, avec une esthétique un peu plus provocante.

« Une beauté érotisée commence à se diffuser, avec une esthétique un peu plus provocante. »

Au XIXe siècle, c'est le retour aux tailles très fines avec des corsets très contraignants… mais toujours pour les bourgeois ou la haute société. On retrouve de nouveau ce désir d'avoir un teint très pâle pour se différencier des femmes du peuple…

Après la Seconde Guerre mondiale, la minceur est synonyme de mauvaise santé. Les critères de beauté sont chamboulés et se sexualisent. À Hollywood, l'industrie cinématographique incarne un nouvel idéal féminin en la personne de Marilyn Monroe à la blondeur sensuelle, volcanique, à la poitrine généreuse et aux lèvres pulpeuses. Les années 1930 à 1950, considérées comme l'âge d'or d'Hollywood, voient donc revenir en force les formes féminines. Les pin-up des *fifties* font l'éloge des courbes plantureuses, leurs formes rassurent. Elles incarnent à la fois l'abondance et la bonne santé. Peu à peu, la beauté idéale sort de son carcan bourgeois : place à la libération des femmes !

Au tournant des *sixties*, les critères changent de nouveau et l'on prône une silhouette féminine filiforme. Rappelons qu'en mars 1959, la poupée Barbie voit le jour ! Taille extra-fine, silhouette mince, cheveux longs et blonds : elle représente l'idéal féminin et le canon de beauté des femmes pour de nombreuses décennies.

Dès les années 1970, les hippies puis les féministes prônent des beautés naturelles et moins contraignantes pour les femmes, qui revendiquent leur liberté et leur émancipation des normes sociales.

À partir de la fin des années 1980 et surtout dans les années 1990, les supermodels ravissent les podiums et proposent un modèle de beauté idéal normé : ultrafines, bronzées, grandes, athlétiques, à la poitrine plantureuse, ces mannequins comme Cindy Crawford ou Naomi Campbell manquent de diversité. Il faut attendre le milieu des années 1990 pour passer à une autre étape de la représentation de la beauté des femmes, marquée par des injonctions très fortes : elles doivent être maigres, ultramusclées et bronzées. Comme nous le rappelle la psychologue Estelle Dossin, la mannequin Kate Moss, icône des années 1990, avait pour mantra : « Rien n'a plus de goût qu'une peau mince[2]. »

2. *Devenir son meilleur allié*, Estelle Dossin, éditions Michel Lafon, 2020.

Des années 1980 à 2000, la chirurgie esthétique fait naître un nouveau genre de beauté très « plastique », artificielle, qui dénote un besoin d'améliorer jusqu'à la perfection son corps.

> **“ Des années 1980 à 2000, la chirurgie esthétique fait naître un nouveau genre de beauté très 'plastique', artificielle, qui dénote un besoin d'améliorer jusqu'à la perfection son corps. ”**

Enfin, au XXIe siècle, les femmes sont tiraillées entre assumer une beauté plus singulière (pensons aux origines du mouvement Body positive, voir p. 85) et la tentation d'une beauté standard, accessible via les transformations corporelles offertes par la médecine ou la chirurgie esthétiques.

Toutes ces évolutions et ces transformations nous montrent combien les canons de beauté ne sont qu'une construction sociétale à un instant T. Or, aujourd'hui, après des siècles de soumission à des canons de beauté imposés, où les corps étaient surtout perçus comme des objets sociaux, les femmes rêvent d'être enfin telles qu'elles sont, chacune ayant la possibilité de définir son propre idéal de beauté. Et mon rôle, en tant que chirurgien esthétique, n'est pas d'être dans le jugement de ce qui est beau, mais d'accompagner les patientes dans leur propre canon de beauté afin qu'elles s'épanouissent.

La beauté en héritage

L'attitude de nos parents et plus largement de notre famille face à la beauté nous influence depuis toujours. La transmission intergénérationnelle, nos conditionnements familiaux, nos modèles jouent un rôle essentiel dans notre conception personnelle et intime de ce qui est beau. Les femmes sont toutes des héritières de leurs histoires, des lignées de femmes qui les ont précédées, mais aussi des hommes. Et ce qui est juste pour l'une ne le sera pas pour l'autre.

Or, malgré les progrès de la représentation et les luttes menées contre le patriarcat, « nous avons incorporé, sous la forme de schémas inconscients de perception et d'appréciation, les structures historiques de l'ordre masculin ; nous risquons donc de recourir, pour penser la domination masculine, à des modes de pensée qui sont eux-mêmes le produit de la domination » comme l'explique Pierre Bourdieu dans *La domination masculine* paru en 1998[3]. Le problème est que cela crée un rapport très genré à la beauté. Les petites filles sont pour la plupart éduquées depuis leur naissance à être « jolies » « mignonnes », à se soucier de leur beauté et des soins qu'il convient de faire pour leur embellissement, car elles sont uniquement complimentées sur leur physique. Plus tard, les jeunes filles puis les femmes sont assignées à la position de demandeuses, d'objets, de poupées frêles et dociles, charmantes, élégantes, désirables, conscientes très jeunes du regard d'autrui (et évidemment des hommes)

3. Publié aux éditions du Seuil.

posé sur elles. Les parents et notamment les mères leur apprennent souvent à être dans le contrôle et à gérer leur apparence et leurs qualités morales : il faut être calme, dans la retenue, disponible pour les autres… pendant que les garçons s'exercent à prouver, à muscler leur masculinité.

Les attentes et la socialisation différenciée des petites filles et des petits garçons sont à la fois une manifestation de la domination masculine et le maintien de cette domination dans la société patriarcale qui est la nôtre. Et malgré toutes les révolutions féministes et les courants d'émancipation des femmes, ces modèles demeurent pour bon nombre d'entre elles encore aujourd'hui.

Cela étant, je note une différence entre les très jeunes femmes et les femmes de plus de 40 ans au sein de mon cabinet. Je trouve que ces dernières sont moins dans une démarche de « plaire aux autres ». Elles vivent moins du regard d'autrui et parviennent à un certain détachement. Elles assument beaucoup plus leur individualité (elles savent, je pense, que la personnalité est une richesse) et adoptent des critères de beauté plus « réalistes ». Elles veulent vivre comme elles le souhaitent, sans domination, avec plus d'assurance, de force, d'authenticité. Grâce à l'expérience, sans doute…

Pourquoi cette injonction à être belle ?

Comme nous venons de le voir avec l'évolution des canons de beauté selon les époques, la beauté est bel et bien une affaire de femmes, car ce sont elles qui se doivent d'être belles ! À ce sujet, l'inégalité des genres est totale… Parler de la beauté implique donc de la penser d'un point de vue historique, mais également sociologique, car elle est loin d'être universelle, elle évolue avec le temps, se transforme et, surtout, elle est culturellement construite.

Vouloir parler de l'expérience de la beauté pour les femmes dans la société occidentale oblige à évoquer la politique des corps (les femmes ressentent que leur valeur dépend fortement de leur apparence), ainsi que les rapports sociaux des sexes (elles ressentent également que leur légitimité sociale et leur reconnaissance sont en lien avec leur apparence), sans compter les injonctions auxquelles elles doivent sans cesse faire face. Bien que la situation sociale des femmes ait énormément évolué, il reste encore de nombreuses contraintes, surtout concernant les attentes liées à la beauté : elles ont l'obligation d'être belles !

La beauté, outil du patriarcat

Dans la société, les femmes sont la plupart du temps réduites à leur apparence physique, avec un impératif érotico-esthétique qui les prive de toute humanité. Dans beaucoup de romans, d'ailleurs, la beauté féminine est la seule manière pour les héroïnes d'avoir de la valeur aux yeux des hommes et ainsi d'accéder à un certain statut social.

Les femmes n'ont pas d'autre choix que de travailler leur corps, avec des efforts, beaucoup de contrôle, une discipline de fer, des sacrifices, livrant de fait un combat perpétuel contre elles-mêmes. Parce qu'il est évident que les exigences esthétiques ont un impact sur la condition féminine. Quelle femme n'a pas déjà entendu cette injonction si répandue, « Il faut souffrir pour être belle », qui indiquerait que la beauté féminine est liée à la souffrance physique et/ou mentale, ce qui est symptomatique des sociétés patriarcales ? Elles savent qu'elles seront toujours regardées, jugées sur leur apparence, ce qui les amène à faire tout ce qu'elles peuvent pour que ce jugement soit le plus positif possible, toujours dans l'optique d'être intégrées et non rejetées, invisibilisées, méprisées…

Le corps des femmes est ainsi devenu un produit (une fabrication) culturel et social, avec des règles à respecter pour appartenir à un groupe via le maquillage, la gestuelle, la maîtrise de la pilosité, la coiffure, la propreté, l'odeur corporelle, l'activité physique… Toutes ces pratiques autour de la beauté des femmes soutiennent et reflètent la construction des identités sociales (des modèles de genre) et des représentations de la féminité et de la masculinité.

> **« Quels que soient les critères de beauté en vigueur et bien que la beauté soit variable et relative, le corps des femmes est donc contrôlé. »**

Quels que soient les critères de beauté en vigueur et bien que la beauté soit variable et relative, le corps des femmes est donc contrôlé. Le patriarcat, par cette domination, est maintenu en place et les femmes sont enlisées dans une sorte de cercle vicieux qui cause de véritables souffrances.

À force de se plier aux normes sociales en matière de beauté, de changer ou de modeler leur apparence pour obtenir ce regard positif et approbateur, les femmes perdent peu à peu leur véritable identité. Comment, alors, révéler une apparence authentique, une singularité, une unicité dans une société normative ? Comment concilier un idéal de beauté contraignant pour les femmes avec leur vie dans une société où le bien-être, le naturel, la singularité et l'émancipation sont loués ?

> **« Comment, alors, révéler une apparence authentique, une singularité, une unicité dans une société normative ? »**

Pour illustrer à quel point les femmes tentent de se conformer aux standards esthétiques en vigueur, j'ai envie de vous parler d'une patiente de 38 ans qui est venue me demander des conseils pour ses pattes-d'oie. La patiente n'était pas plus gênée que ça par ses rides d'expression autour des yeux, son mari la trouvait d'ailleurs très jolie et elles faisaient effectivement tout son charme ! Je me suis demandé pourquoi elle voulait s'imposer des injections, pourquoi elle était si dépendante du regard des autres. Elle m'a expliqué qu'elle ne « faisait pas grand-chose » pour prendre soin d'elle. Elle semblait avoir une sorte de culpabilité à ne pas mener un combat contre elle-même, d'autant plus que ses amies l'avaient incitée à faire des injections de Botox, comme elles. C'est donc sans doute par souci d'homogénéité, d'appartenance à un groupe ou par peur du regard de ses amies qu'elle est venue me consulter. Je lui ai donné mon avis, à savoir que toucher à ses rides lui enlèverait toute sa singularité, tout son charme. Lui lisser les rides n'aurait eu aucune cohérence avec sa personnalité très solaire, souriante et pétillante. Pourquoi se conformer à cette image féminine imposée par ses proches alors que sa beauté résidait justement dans sa joie, sa liberté et son aura puissante ? Je l'ai donc invitée à réfléchir à son envie profonde, car il faut toujours considérer une personne dans sa globalité.

Le regard de l'autre a une importance dans l'acceptation de soi, bien sûr, car il joue un rôle dans la perception que nous avons de nous-même, mais nous restons maître de nos choix et de la décision d'entrer ou non dans un combat pour la beauté selon les critères de la société actuelle. C'est une véritable lutte intérieure, l'essentiel étant, à mon avis, de trouver du sens dans notre parcours individuel.

“ Nous restons maître de nos choix et de la décision d'entrer ou non dans un combat pour la beauté selon les critères de la société actuelle. ”

FOCUS

C'est quoi, la chirurgie esthétique ?

LA DIFFÉRENCE ENTRE CHIRURGIE ESTHÉTIQUE ET MÉDECINE ESTHÉTIQUE

La chirurgie esthétique est pratiquée par des chirurgiens ayant suivi un cursus spécifique en chirurgie plastique, reconstructrice et esthétique. Ils sont également formés à la médecine esthétique durant leur cursus. En revanche, il n'y a pas de cursus propre à la médecine esthétique. Le praticien est un médecin généraliste, dermatologue ou autre qui a obtenu des diplômes universitaires complémentaires rattachés à des domaines de la médecine esthétique.

Il faut savoir que la plupart des chirurgiens esthétiques pratiquent la médecine esthétique, alors que les médecins esthétiques ne sont pas tous chirurgiens. La chirurgie esthétique et la médecine esthétique ont un objectif commun : améliorer l'apparence physique. Toutefois, leur approche est différente. Il s'agit de deux traitements complémentaires que l'on peut combiner.

LA CHIRURGIE PLASTIQUE, RECONSTRUCTRICE ET ESTHÉTIQUE

La chirurgie plastique est une spécialité chirurgicale vaste de la peau et des tissus mous non viscéraux.

La chirurgie de la peau comprend les pratiques suivantes :

- la chirurgie dermatologique (retrait des lésions cutanées et sous-cutanées bénignes ou malignes) ;
- la prise en charge chirurgicale des brûlures et des séquelles de brûlure (greffes de peau, lambeaux, expandeurs) ;
- la prise en charge chirurgicale des cicatrices pathologiques (chéloïdes) ou inesthétiques.

La chirurgie plastique regroupe également toutes les interventions permettant de modifier la forme et/ou le volume d'une partie du corps avec un objectif fonctionnel et esthétique :

- la réduction glandulaire de plus de 300 g par sein chez les patientes présentant une gêne fonctionnelle en rapport avec leur hypertrophie mammaire (douleurs dorsales, macérations sous-mammaires, problèmes posturaux, difficultés pour faire du sport ou s'habiller) ;
- la rhinoseptoplastie ou septoplastie, afin de traiter une cloison nasale déviée chez les personnes présentant des troubles fonctionnels respiratoires ;
- la chirurgie des séquelles d'amaigrissement pour obésité morbide, après une chirurgie bariatrique ou en post gravidique (les bodylifts, les liftings des membres) ;
- la plastie abdominale avec transposition de l'ombilic chez les patients présentant un tablier abdominal inférieur recouvrant partiellement le pubis ;
- la nymphoplastie de réduction chez les patientes présentant une hypertrophie invalidante des petites lèvres dans leur vie quotidienne (sportive, intime...).

La chirurgie reconstructrice a pour objectif de traiter une malformation congénitale et de réparer des séquelles suite à un traumatisme ou à une chirurgie tumorale à l'origine d'une disgrâce physique et/ou d'un problème fonctionnel. Elle doit redonner au corps et au visage son intégrité anatomique en reconstruisant la forme et le volume, et permettre, dans certains cas, de retrouver la fonction perdue. La chirurgie reconstructrice peut être prise en charge par l'Assurance Maladie si elle fait l'objet d'une demande d'entente préalable, établie par le chirurgien. Elle doit intégrer la dimension esthétique, essentielle dans le processus de reconstruction psychique des patients.

Voici quelques exemples de chirurgies reconstructrices :

- **Au niveau du visage :** certains enfants naissent de façon exceptionnelle avec l'absence d'une oreille ; la chirurgie reconstructrice va permettre, en plusieurs temps, de recréer la forme de l'oreille externe en la sculptant à partir des cartilages costaux de l'enfant. Dans ce cas, l'objectif de la reconstruction n'est pas fonctionnel, il s'agit de corriger une disgrâce esthétique congénitale pouvant impacter psychiquement et socialement l'enfant. Certains patients présentant une perte de substance étendue du nez induite par l'exérèse (une intervention qui vise à retirer des lésions cutanées) d'un cancer cutané vont devoir bénéficier d'une chirurgie reconstructrice complexe, en plusieurs temps, appelée rhinopoïèse. La reconstruction des trois couches du nez (à savoir la muqueuse, l'os et le cartilage et la peau externe) avec les tissus des patients est essentielle pour lui restituer sa forme, mais aussi sa fonction.

- **Au niveau du corps :** la reconstruction mammaire après mastectomie (ablation d'un sein) est également un domaine important de la chirurgie reconstructrice. Elle permet d'apporter le volume perdu et de modeler la forme du sein par différents procédés autologues (avec les propres tissus des patients) et/ou prothétiques. La reconstruction de l'aréole et du mamelon est la dernière étape de ce processus de restitution de l'intégrité anatomique du sein, primordiale pour le mieux-être psychique des patientes.
- **Au niveau intime :** la chirurgie de réassignation sexuelle constitue une chirurgie en plein essor ces dernières années. Elle regroupe un ensemble de procédures chirurgicales permettant la transformation homme à femme ou femme à homme. Cette chirurgie ne pourra être réalisée qu'après une prise en charge globale médicale et psychiatrique.

La chirurgie esthétique concerne les interventions visant à corriger une disgrâce physique sans finalité fonctionnelle. Elle vise à restaurer l'estime de soi et, en ce sens, est profondément thérapeutique. Voici quelques exemples de chirurgies esthétiques :

- la rhinoplastie (remodelage du nez) ;
- l'otoplastie (pour traiter des oreilles décollées) ;
- la génioplastie (modification de la forme du menton pour rétablir un équilibre du visage) ;
- la blépharoplastie (chirurgie des paupières permettant de défatiguer le regard en corrigeant les poches sous les yeux et les paupières tombantes) ;
- le lifting cervico-facial (pour traiter les bajoues et le relâchement cutané cervical) ;

- l'augmentation mammaire par prothèses ;
- le lifting mammaire (pour remonter les seins qui tombent) ;
- la cure de gynécomastie (pour retirer un excès glandulaire mammaire chez l'homme) ;
- le lipofilling mammaire, glutéal ou des mollets (pour augmenter le volume des seins, des fesses ou des mollets en utilisant la propre graisse du patient) ;
- la lipoaspiration.

Toutes les interventions de chirurgie plastique, reconstructrice et esthétique sont réalisées dans des établissements accrédités par la Haute Autorité de santé.

LA MÉDECINE ESTHÉTIQUE

Le Syndicat national des médecins esthétiques définit la médecine esthétique comme « l'ensemble des prescriptions et des actes visant à prévenir, améliorer ou corriger les aspects inesthétiques ou jugés comme tel par l'intéressé, en particulier les conséquences du vieillissement physiologique et ce, grâce à une approche pluridisciplinaire ». La médecine esthétique se réalise en cabinet de ville et comprend l'ensemble des techniques non invasives (sans chirurgie) pour améliorer l'aspect de la peau, traiter un relâchement cutané débutant, traiter les rides et les pertes de volume du visage. Ces actes ne nécessitent aucune convalescence et autorisent une reprise immédiate des activités quotidiennes. Les résultats sont souvent temporaires et nécessitent que ces traitements soient renouvelés. La médecine esthétique ne peut pas tout traiter.

Voici quelques exemples de techniques de médecine esthétique :

- les injections de Botox ;
- les injections d'acide hyaluronique ;
- la mésothérapie, les peelings ;
- la radiofréquence, les ultrasons focalisés, les lasers ;
- la cryolipolyse…

La femme, future mère ?

Le désir pour la beauté des femmes est aussi le désir de ce qui permet la perpétuation de l'espèce. En effet, dans les critères de beauté véhiculés depuis des années principalement par les hommes, on valorise les femmes qui, séduisantes, vont pouvoir attirer les hommes pour, ensuite, porter leurs enfants. Cela nous renvoie à la fascination pour les playmates aux corps voluptueux ! Les femmes ne sont donc belles que pour plaire aux hommes. Elles sont rattachées à leurs fonctions biologiques, de reproduction de l'espèce (ce qui a justifié une vision stéréotypée des genres), et sont par-là même toujours rattachées à leur corps.

L'identité féminine a longtemps été cantonnée à ses fonctions de reproduction (comme si c'était son unique fonction). Le corps féminin était relié au cycle menstruel, aux grossesses, aux accouchements. Les femmes étaient ainsi maintenues dans une sorte de posture d'animal reproducteur.

Cette animalité explique aussi pourquoi on associe souvent la femme à la sexualité. Ces représentations symboliques ne sont pas objectives, mais bien culturellement construites.

Heureusement, grâce aux mouvements féministes, entre autres, il y a à l'heure actuelle une multitude de nouveaux modèles, ce qui permet une certaine libération pour les femmes et les hommes face à leur genre. Auparavant, il n'y avait qu'une seule norme : un homme, une femme, hétérosexuels avec des enfants. Aujourd'hui, les modèles sont pluriels, il n'y a plus une seule référence en matière de genre et de sexualité.

FOCUS

Les hommes : des *beauty addict* comme les autres ?

Le secteur de la beauté est de plus en plus sollicité par les hommes : dans mon cabinet, en quatre ans, ma patientèle masculine a augmenté de 20 %. Selon la Sofcep (Société française des chirurgiens esthétiques), la demande de rajeunissement du visage masculin est en pleine croissance, une tendance confirmée par la dernière enquête de l'ISAPS (International Society of Aesthetic Plastic Surgery), qui note que 14 % des interventions concernent aujourd'hui les hommes. Comment expliquer ce nouvel engouement ? Quelles sont les motivations qui poussent les hommes à passer par la case chirurgie ou médecine esthétiques ? Quels sont les actes les plus pratiqués sur cette population ?

LE JEUNISME TOUCHE AUSSI LES HOMMES !

La pandémie et l'explosion du télétravail, avec ses réunions en visioconférence, ont fait croître certains complexes dans la population masculine, confrontée à sa propre image et à celle qu'elle renvoie aux autres. Dans la sphère professionnelle, les hommes subissent également le jeunisme et sont désormais eux aussi soumis aux injonctions sociétales liées à l'apparence. Ainsi, la grande majorité de mes patients hommes franchissent la porte de mon cabinet pour paraître plus dynamiques, plus frais au travail, notamment quand ils sont en concurrence avec des collègues plus jeunes qu'eux. Ils subissent en effet une très forte compétitivité. Ma patientèle masculine est d'ailleurs principalement constituée d'avocats, de médecins, de financiers, de chefs d'entreprise, d'hommes d'affaires dans des milieux très concurrentiels. L'apparence a alors un réel impact sur la confiance en soi.

Cependant, contrairement à la patientèle féminine, les demandes émanant des hommes sont souvent plus raisonnées, modérées, le complexe bien ciblé. Il ne s'agit absolument pas pour eux de ressembler à un idéal et de s'uniformiser. En effet, les hommes ne sont pas incités par les réseaux sociaux, ne me montrent pas de photo trouvée sur Internet et leur servant de modèle.

S'il y a donc bien une vraie différence entre la raison qui pousse les hommes ou les femmes à avoir recours à la chirurgie et à la médecine esthétiques, ces deux types de patientèle franchissent le plus souvent le cap à la suite d'un événement important : changement dans leur vie professionnelle, divorce, rencontre, deuil et, bien sûr, pression sociale…

LES ACTES LES PLUS PRATIQUÉS

En médecine esthétique

L'attrait pour les produits injectables est grand puisque la médecine esthétique est peu invasive, réversible, avec un taux de complications rares.

En savoir + — Les rides

Les rides sont des cassures dans la continuité de la peau liées aux contractions répétées et à la perte d'élasticité cutanée.

Il existe deux types de rides : les rides d'expression (rides dynamiques), liées aux contractions répétées des muscles du visage. Elles sont situées au niveau du front, du coin externe de l'œil (pattes-d'oie) et entre les sourcils. On utilise alors du Botox pour les combler (voir p. 127).

Les rides au repos (rides statiques, très profondes) correspondent à des cassures des fibres de la peau quand la qualité de la peau est très altérée. Elles sont principalement situées au niveau des joues et du menton et forment des plis disgracieux. Elles sont comblées par des injections d'acide hyaluronique (voir p. 125).

Pour mes patients hommes, je pratique principalement le Botox qui permet d'adoucir les traits, de donner un réel coup d'éclat au tiers supérieur du visage en atténuant les rides d'expression.

Quand le geste est maîtrisé, le résultat conserve les expressions naturelles. L'acide hyaluronique, quant à lui, permet de combler les pertes de volume et de les rééquilibrer afin de lutter contre les effets du vieillissement. Il existe trois types d'acide hyaluronique pouvant se compléter : pour combler, donner du volume et hydrater.

Chez les hommes, je traite surtout les sillons naso-géniens (creux entre l'aile du nez et la bouche), les plis d'amertume (plis qui vont du coin de la bouche jusqu'au menton), les rides des joues, les rides péribuccales (rides autour de la bouche) et les rides du cou. Pour restaurer les volumes dont la perte est liée à l'âge ou à un amaigrissement important, je traite les lèvres, les pommettes (pour redonner du volume), l'ovale du visage, les tempes... L'acide hyaluronique permet également de corriger certains défauts du nez (structurels ou irrégularités post-rhinoplastie) : c'est ce qu'on appelle une rhinoplastie médicale. Enfin, j'interviens pour améliorer l'hydratation de la peau et la repulper, ce qui est également indiqué pour traiter des rides fines et superficielles (dos des mains, décolleté...).

Le but de toutes ces interventions n'est pas de féminiser le visage, mais de garder les expressions tout en atténuant les rides de manière subtile, car pour beaucoup d'hommes, ces rides traduisent leur expérience et leur sagesse... Cependant, la médecine esthétique a ses limites et ne peut tout traiter. Il faut parfois avoir recours à la chirurgie esthétique pour un effet efficace et durable.

En chirurgie esthétique

Au niveau du visage

La principale demande concerne un regard fatigué. Les chirurgies les plus courantes au niveau du visage chez les hommes sont alors la blépharoplastie (chirurgie des paupières) dans le but de rafraîchir le regard fatigué et l'adoucir. Les blépharoplasties supérieure et inférieure permettent de traiter l'excédent de peau et de graisse. L'autre chirurgie la plus demandée par les hommes est le lifting cervico-facial, le but étant de remettre en tension le cou et les bajoues (embellir l'ovale du visage), dont l'affaissement est dû au relâchement de la peau et des muscles du visage.

Au niveau du corps

L'une des principales chirurgies demandées est la liposuccion (pour traiter les poignées d'amour, l'abdomen, le double menton). En effet, les excès de graisse localisés qui résistent à la bonne hygiène de vie sont une bonne indication de lipoaspiration. La deuxième chirurgie la plus demandée est la gynécomastie (qui correspond à un excès de glande mammaire chez l'homme, féminisant le thorax).

Au-delà de l'apparence, ces chirurgies apportent un réel bénéfice fonctionnel et améliorent ainsi considérablement la qualité de vie des patients.

La chirurgie de l'intime est en plein boom en ce moment, notamment avec la pénoplastie d'allongement. Le but est d'allonger de 2 à 4 cm la taille du sexe au repos (cette chirurgie n'a aucune efficacité sur la taille du sexe en érection). Il est également possible d'augmenter la circonférence de la verge (lipopénostructure). Cela permet un gain au repos et en érection. Ces deux interventions peuvent être réalisées en association ou de manière isolée. Dans ce cadre précis, la consultation est très importante pour préciser la gêne rencontrée et les possibilités de correction. Les patients doivent obligatoirement effectuer une consultation psychologique avant l'opération (psychologue ou psychiatre). L'avis d'autres spécialistes peut être demandé au besoin (sexologue, urologue, andrologue). Je n'opère pas les patients souffrant de dysmorphophobie (une affection psychiatrique), qui constitue une contre-indication à la chirurgie.

Ce qui est très intéressant, c'est qu'il n'existe évidemment pas de taille « normale » pour un pénis. Ce qui compte, c'est la taille vécue, la représentation que se fait le patient lui-même de son sexe, son ressenti. D'ailleurs, dans la grande majorité des cas, les patients ont un pénis de taille « normale », mais en sont très complexés. Que le complexe soit réel ou non n'est pas important. Le patient se focalise dessus et cela a des répercussions psychologiques importantes (sentiment de gêne, souffrance, repli sur soi, isolement...). Je me souviens d'un patient, très discret (interne en médecine souffrant du complexe du vestiaire) qui m'avait dit lors de sa première consultation : « J'ai tellement honte au moment de la douche que je me prive de jouer au foot en club », pensant qu'il était jugé par ses camarades. Les complexes se nourrissent toujours de la comparaison et peuvent avoir un impact très fort sur tous les aspects de la vie des personnes concernées.

Une société de l'image et de la comparaison

Dans notre société, les médias ont une place prédominante. Ne parle-t-on pas d'ailleurs de « quatrième pouvoir » quand on évoque tous les moyens de communication ? On pourrait penser que la presse est frivole, légère, superficielle, une distraction, mais c'est en réalité un monde bourré de conditionnements. Les médias définissent en effet les tendances, façonnent des idées, donnent un code moral, transmettent des valeurs bien précises par des images et des textes, des normes, la mode à suivre… Et, de ce fait, ils créent dans la population, et surtout chez les femmes, de nouveaux complexes face aux injonctions qu'ils véhiculent.

Je suis de genre masculin, blanc, français, hétérosexuel, je suis plus diplômé et gagne mieux ma vie que ma femme (qui travaille dans le domaine du soin, le *care*). Elle assure la plus grande partie de la charge mentale de notre foyer, est plus jeune que moi de 5 ans. Je coche donc toutes les cases de l'ordre masculin… Je suis aussi père de deux petites filles. Je me suis donc naturellement plongé dans la pensée féministe avec ma femme pour guide. Elle m'a permis de m'ouvrir, de vivre pleinement l'intensité de la vie avec pure présence et détente, de me reconnecter à mon corps, à mes émotions (nous avons aussi, en tant qu'homme, des injonctions inscrites dans nos lignées comme ne pas être vulnérable ou ne pas ressentir…), et d'explorer mon spectre de genre : qu'est-ce qu'être un homme ? Comment contribuer à un monde juste ?

C'est un sujet difficile : les rapports de domination, les violences (visibles et invisibles), les discriminations symboliques, les oppressions, les jeux de pouvoir, les privilèges, l'éducation comme vecteur de reconduction ou non des modèles de genre… J'échange beaucoup avec mes proches, je lis (je manquais terriblement de références inspirantes), je me remets évidemment beaucoup en question.

Dans mon cheminement, et plus généralement, je trouve qu'il est extrêmement intéressant de voir comment les médias sont responsables et vecteurs de la transformation de l'histoire des femmes, et comment ils ont joué un rôle social dans leur émancipation en leur offrant paradoxalement un modèle. Les femmes sont donc finalement le produit de la domination masculine… Je n'ai évidemment aucune prétention d'anthropologue ni de sociologue, ce n'est donc ici qu'un exercice de réflexion partiel et personnel que je vous livre.

Une fonction historique

La presse a toujours joué un rôle fondamental dans l'histoire, notamment pour les femmes. Comme l'explique Lucie Barette dans *Corset de papier*[4] : « L'écriture est une arme puissante d'émancipation. » Ainsi, l'apparition de la presse féminine au XVIIIe siècle est intimement liée aux prémices du féminisme. En créant cette presse féminine, les femmes veulent s'unir pour montrer leur différence face à la suprématie masculine, élaborer une appartenance à un groupe

4. Publié aux éditions Divergences, en 2022.

autre que celui des « dominants ». Tandis que les femmes amorcent un rôle social plus visible, apparaissent ainsi des publications telles que *Le Journal des dames et des modes* (1759-1788), qui est considéré comme le tout premier journal féminin. En plus de la mode, il évoque des questions politiques et traite de l'actualité. Sont ensuite créés, au cours des années 1800, d'autres supports comme *Le Journal des femmes*, *Le Conseiller des femmes*, *Le Journal des demoiselles*, *La Gazette des femmes*, qui créent des espaces de paroles destinés aux femmes. Malgré tout, parce que ces publications évoluent dans un contexte d'ordre patriarcal, le modèle féminin proposé reproduit celui dicté par les hommes...

En 1897, le premier quotidien féministe français est fondé à Paris : *La Fronde*, périodique qui inaugure le journalisme moderne féminin, avec des lignes éditoriales radicales pour leur temps. Il est entièrement conçu et dirigé par des femmes, de la rédaction à la distribution. D'abord quotidien, il devient mensuel puis hebdomadaire après la Première Guerre mondiale. À cette époque, la presse aide les femmes à s'exprimer, à s'émanciper, alors même que les hommes sont au front et qu'elles prennent plus de place dans la société. Ces publications proposent des écrits radicaux pour leur époque et se présentent comme des outils de lutte féminine. Le but est d'offrir une réflexion sociale et une émancipation à toute cette partie de la population.

Après la Grande Guerre, de nouveaux magazines voient le jour. En 1937 naît dans la presse féminine *Marie-Claire*, qui souhaite toucher des femmes plus modernes, ayant parfois une vie professionnelle en dehors du foyer. Puis, au lendemain de la Seconde Guerre mondiale, en 1945, *Elle* fait son apparition dans les kiosques. Le magazine entend aider les femmes dans leur émancipation et deviendra en quelques années le premier des journaux féminins. Il est moderne, traite de sujets sérieux, d'actualité, d'une manière légère, facile à feuilleter. Il est en cela très novateur, comme l'expliquent Michèle Fitoussi et Marie-Françoise Colombani dans leur livre *Elle 1945-2005 ; une histoire des femmes*[5]. Il s'impose dans les années 1960 et 1970 comme l'appui du combat pour les droits des femmes, en proposant, entre autres, des interviews d'écrivaines et d'intellectuelles.

Dès les années 1960, la presse en général connaît une crise sans précédent, avec une baisse de 20 % du nombre des revues féminines en France. La raison ? La télévision fait son apparition, et le journal perd son statut de moyen d'information unique et privilégié. Les événements de mai 1968 transforment la société française, libérant la parole et offrant plus de représentations des mouvements non conformistes. Le débat en France est alors la législation de la contraception, les femmes souhaitant disposer (enfin !) de leur corps. Les mouvements féministes se renforcent en Occident. Une cassure a alors lieu entre la presse féminine et les femmes, la première semblant trop en décalage avec les changements que vivent les lectrices, qui ne se retrouvent plus dans les magazines…

5. Publié aux éditions Filipacchi, en 2005.

Peut-être cela est-il également en lien avec la dévalorisation des problématiques des femmes et la sous-représentation dans les médias de certaines thématiques, des représentations inégales des rôles des genres et de l'exploitation de l'image de la femme. Les stéréotypes et clichés entraînent une image dévalorisante et incomplète de la femme. Les minorités sont exposées de manière trop limitative, souvent cantonnées au seul aspect esthétique et sous-représentées dans l'ensemble des domaines de compétence, sans montrer de contre-stéréotypes. Ce n'est pas conforme à la réalité des femmes.

> « La libération des mœurs apporte cependant quelques changements dans l'image des femmes véhiculée par la presse et la publicité. »

La libération des mœurs apporte cependant quelques changements dans l'image des femmes véhiculée par la presse et la publicité. Le MLF (Mouvement de libération des femmes) émerge au début des années 1970[6]. Cette génération de militantes utilise les médias pour relayer ses combats. La presse est à l'écoute de cette évolution, le symbole de cette nouvelle phase étant la publication par le *Nouvel Observateur* en avril 1971 du *Manifeste des 343*, le nombre de femmes signataires de la pétition et déclarant avoir avorté. Les magazines tentent donc de donner une place à la pensée féministe, ce dont on peut se réjouir.

6. Dont les revendications sont notamment articulées autour du droit à disposer de son corps, en plus de la lutte plus globale contre le patriarcat.

Mais cet engagement des médias contre les stéréotypes, inégalités et représentations sexistes reste encore trop faible et les changements bien trop lents. Le féminisme y reste une théorie d'intellectuelles… Sans compter que la mode demeure au cœur du discours rédactionnel de la plupart des publications : une mode onéreuse (invitation à la consommation), pas vraiment adaptée à la vie quotidienne (au confort) et portée par des femmes majoritairement blanches, dont le corps est maigre (l'identification reste donc difficile). La beauté y est traitée de la même manière, avec des modèles tout aussi inaccessibles…

Les clichés de genre dans la presse féminine

La presse féminine aborde des sujets dits féminins, de société, dans lesquels les femmes se retrouvent… ou pas ! Elle a suivi leur transformation, leur émancipation, et les a accompagnées dans ce processus. La presse féminine a permis aux femmes de prendre la parole dans un monde d'hommes. On peut cependant légitimement se demander si, à l'heure actuelle, cette presse s'adresse vraiment à toutes les femmes. Est-elle toujours le reflet de la société actuelle ?

Aujourd'hui, la presse féminine (et même la presse en général) est montrée du doigt, car elle véhicule des injonctions à la perfection en présentant les codes de l'idéal, une aliénation de la femme, et encourage donc, dans son discours, la reproduction d'une société patriarcale et machiste.

Ainsi, Lucie Barette écrit-elle dans son ouvrage[7] : « Le modèle irréel désigné dans les pages d'il y a deux siècles est toujours celui que l'on impose aux femmes : être un corps disponible et corvéable. » ou encore « Ce qui m'a interrogée, à force de feuilleter les magazines de papier glacé, c'est que cette représentation d'une féminité monolithique, restreinte et triste puisse encore être à ce point étalée dans les médias destinés aux femmes (et souvent écrits par elles). »

D'après l'image proposée par la presse, la femme doit investir tous les domaines de sa vie en répondant à de multiples injonctions : elle est représentée comme une wonder-woman qui excelle dans son job, garde la ligne, prend soin de son apparence, paraît plus jeune que son âge (il y a toujours une fascination pour la jeunesse éternelle, voir p. 65), c'est une maîtresse de maison exemplaire garante de l'équilibre familial, qui a envie de devenir mère (la maternité, qui semble encore être une finalité obligatoire de l'existence féminine). Et quand elle le devient, elle est une super maman qui éduque ses enfants de façon positive. Toujours apprêtée et à la mode, elle a une vie sociale remplie, tout en demeurant une épouse dévouée et sensible.

La plupart des magazines féminins contribuent à maintenir ce stéréotype : une femme mince, jeune et jolie, qui se limite à certains rôles (un idéal unique, indispensable pour une vie épanouie ?). En cela, elle maintient la dichotomie entre féminin et masculin, avec des rôles préétablis pour chacun.

7. *Op. cit.*

Mais de façon plus pernicieuse, la presse féminine, qui a une grande influence dans la presse magazine en général, a un double discours : d'un côté, elle propose une image bien précise de la féminité, avec une injonction à l'esthétique et de l'autre, elle défend l'idée de s'aimer en se détachant des canons de beauté imposés. Au final, elle propose un idéal impossible à atteindre, qui met les femmes dans une position intenable.

Depuis quelques années, l'évolution est palpable. Mais la question se pose : est-ce une évolution commerciale, non militante, qui a pour but d'attirer de nouvelles lectrices, ou un véritable changement positif – au moins dans le fond ? Sans compter que, malgré quelques avancées, il existe encore trop de codes et de stéréotypes que je trouve effarants. Comme s'il n'y avait qu'un seul et unique modèle d'idéal féminin ! Toutes ces injonctions esthétiques posent un véritable problème. Je suis persuadé que cet idéal proposé est très néfaste pour les femmes, car il est hors d'atteinte et engendre auprès des lectrices une image très négative d'elles-mêmes. Cela les touche forcément dans le rapport à leur propre corps, dans leur intimité. Cela a un véritable impact sur leur confiance en elles, leur faculté à être aimables, attirantes, avec un corps loin des standards proposés,

« Je suis persuadé que cet idéal proposé est très néfaste pour les femmes, car il est hors d'atteinte et engendre auprès des lectrices une image très négative d'elles-mêmes. »

puisqu'on a assimilé que tout passe par le corps. La presse féminine place les femmes en insécurité par rapport à leur physique, les réduisant à leur simple apparence.

De plus, cela « apprend » aux lectrices à morceler leur corps (les seins, le ventre, les rides…), à se voir comme des « parties » de corps séparées de leur personne et donc à en oublier leur unicité. Beaucoup de patientes arrivent ainsi en consultation en me parlant d'une seule partie de leur corps qu'elles souhaitent transformer, sans prendre en compte la globalité de leur morphologie. Par exemple, une patiente très mince, toute menue, m'a demandé un avis pour une augmentation mammaire. Elle souhaitait une forte poitrine (essence même de la féminité selon elle), dans le but de ressembler à une photo (retouchée ?) d'une mannequin de magazine, sans prendre en compte sa silhouette tout entière. Or, mettre un bonnet D à une patiente qui fait un 34 n'a aucun sens ! Prendre du recul sur les images véhiculées n'est pas si évident. Quand on se sent bien, quand notre énergie est haute, c'est plus facile, mais dès que nous sommes moins dans ce que j'appelle notre « oui » (se sentir bien, vibrer, ressentir un ancrage, une force de vie inouïe qui nous libère complètement), c'est plus compliqué et il est plus facile de douter. Rien n'est linéaire dans la vie.

Finalement, la lecture d'un magazine, ou même le visionnage des publicités, fait vivre une expérience très ambivalente : une histoire qui vend du rêve, une histoire de détestation…

De nouveaux médias féminins engagés

Dans une société en pleine transformation, la presse a dû se repenser, et l'on a donc vu arriver une nouvelle presse féminine proposant une vision plus féministe, qui remet en cause les messages de la presse traditionnelle et déconstruit les stéréotypes déterminant la féminité, en prenant part au changement sociétal. Son contenu est plus en accord avec la vie des femmes d'aujourd'hui et, surtout, propose une plus grande diversification. Les contenus sont plus engagés, les couvertures plus écolos, plus d'espace est consacré aux jeunes générations, les minorités laissées jusqu'alors en marge sont plus représentées… Ce sont de véritables espaces de parole féminine. On y prône l'inclusion en y abordant des thématiques engagées pour les femmes (mais pas que !), en parlant de sujets sociétaux actuels, en libérant la parole féminine et en souhaitant faire bouger les lignes : partages d'expériences, interventions d'experts, entretiens avec des femmes inspirantes, entrevues d'activistes, espaces de débats… J'ai par exemple découvert le magazine *Causette* grâce à ma femme, et je l'adore !

De nouveaux médias apparaissent également depuis quelques années : podcasts, réseaux sociaux, newsletters, webzines… En discutant avec mes patientes les plus jeunes, je me suis rendu compte qu'elles se sentent plus à l'aise avec ces nouveaux médias plus authentiques, montrant des femmes qui leur ressemblent (ce qui permet de lutter contre une forme de discrimination), et qu'elles sont moins concernées par la presse féminine traditionnelle et les images que celle-ci renvoie.

Les jeunes et les réseaux sociaux : l'obsession du paraître

« L'enfer, c'est les autres. »
Jean-Paul Sartre, *Huis Clos*

Nous assistons depuis quelques années à un réel engouement pour la chirurgie et la médecine esthétiques chez les jeunes patientes. Pour leur livre *Génération Bistouri*[8], Elsa Mari et Ariane Riou, journalistes, ont enquêté sur les ravages de la chirurgie esthétique chez les jeunes durant plus d'un an en France et à l'étranger, afin de tenter de saisir l'essor de ces pratiques dans cette catégorie de la population. S'il n'y a pas de chiffres précis sur cette activité en France, comme elles le précisent, une étude de l'IMCAS (International Master Course On Aging Science) de 2019 montre que les 18-34 ans ont aujourd'hui plus recours à ce type d'actes (chirurgie/médecine esthétique) que les 50-60 ans (hommes et femmes confondus). L'augmentation mammaire et les injections sont en tête des interventions les plus pratiquées. Or, les enquêtes et les études montrent que le recours à des actes de chirurgie esthétique est largement influencé par les réseaux sociaux, que les adolescents et jeunes adultes utilisent comme des lieux de construction identitaire. On est donc passé, en quelques années, d'une pratique taboue à une chirurgie assumée et revendiquée, si ce n'est recherchée.

8. Publié aux éditions JC Lattès, en 2023.

Instagrammable à tout prix

Pour la jeune génération, notamment pour les femmes, il n'est pas simple de grandir dans notre société tant l'image est mise à mal par les réseaux sociaux et les modèles qui y sont véhiculés. En effet, dès leur plus jeune âge, les jeunes sont abreuvés d'images corrigées, retouchées ou modifiées à l'aide de filtres – qui ne sont d'ailleurs pas toujours assumés par leurs auteurs –, qui leur renvoient une image complètement fausse de leur propre visage et de leur corps. Face à ces modèles trafiqués et impossibles à atteindre, les jeunes remettent en question leur apparence et ne souhaitent qu'une chose : ressembler à ces personnalités aux physiques extraordinaires. Pourquoi les jeunes aiment-ils tant la téléréalité ? Parce qu'ils adorent l'expérience matérialiste et le jeu de l'image. Cela les fascine.

De fait, les très jeunes patientes qui poussent la porte de mon cabinet sont pratiquement toutes influencées par les réseaux sociaux. Au cabinet, une jeune femme de 18 ans m'a par exemple montré son visage avec un filtre et m'a annoncé : « Voilà ce que je veux ! » Elle souhaitait affiner de manière exagérée l'ovale de son visage, corriger une bosse discrète au niveau de son nez et gonfler le volume de ses lèvres et de ses pommettes, le tout à l'aide d'injections d'acide hyaluronique. Dans son discours, j'ai constaté un véritable manque de confiance en elle. Sa valeur dépendait de sa capacité à atteindre ce qu'elle considérait comme la perfection esthétique. Ces jeunes femmes ont, pour beaucoup, la fausse croyance que l'apparence est un facteur d'intégration sociale et de réussite… ce que leur font croire toutes les stars de téléréalité qu'elles adorent, et dont elles envient la popularité. Elles obéissent finalement aux lois de la société de consommation. Mais dans l'avenir, que deviendront-elles quand elles ne seront plus des « objets désirables » ? Que se passera-t-il lorsqu'elles se rendront compte après leur(s) opération(s) que la richesse et la notoriété ne sont pas corrélées à leur apparence ? Sans compter qu'elles sont persuadées que la médecine et la chirurgie esthétiques peuvent réparer leur souffrance narcissique.

Je constate dans mon cabinet que cet engouement pour la chirurgie esthétique s'accompagne d'une nette diminution de l'estime de soi dans cette tranche d'âge : il est commun de dire que l'adolescence (et le début de l'âge adulte) est une période difficile quant à la construction de soi, qui charrie beaucoup de doutes, de remises en question identitaires, une perte de confiance et un besoin de faire des expériences. Les jeunes ont un réel stress existentiel et l'accès aux réseaux sociaux et aux silhouettes qu'on y rencontre ne fait que renforcer le mal-être de cette génération encore influençable.

L'impact psychologique des interventions

L'impact psychologique de l'acte chirurgical sur la personne qui en a bénéficié est le plus souvent passé sous silence, voire oublié. Si la demande vient d'un désir parfois impulsif lié à la pression sociale de l'image, cela peut entraîner, chez les jeunes patients, un regret ou pire, une dysmorphie[9] ou une dépersonnalisation[10]. Or, n'oublions pas qu'une chirurgie est irréversible… Il faut donc inciter les jeunes à se projeter dans le temps avant tout acte : une opération effectuée peut ne plus du tout leur correspondre quelques années plus tard. Nous sommes sujets au changement. Nous sommes mille, des êtres toujours en mouvance : selon notre état émotionnel, les moments, nos goûts, notre état physique, notre environnement, les personnes qui nous entourent, notre état d'esprit… Et cela est d'autant plus vrai chez les jeunes.

D'ailleurs, il n'est pas anodin que je constate en ce moment une recrudescence de patientes qui souhaitent se faire retirer leurs prothèses mammaires, et ce, uniquement pour des raisons esthétiques. Elles relatent quasiment toutes le besoin de retrouver leur anatomie initiale, leur apparence naturelle.

Pour ma part, j'exige obligatoirement une consultation psychologique (psychologue ou psychiatre) avant d'opérer ma patientèle et ce, quel que soit l'âge. Il y a également un délai obligatoire de réflexion de 15 jours entre une première consultation et une potentielle chirurgie. De plus, il m'arrive de refuser une demande lorsque je considère qu'elle n'est pas réalisable dans la vraie vie. C'est d'ailleurs ce que j'ai

9. La dysmorphie est caractérisée par une préoccupation concernant des défauts perçus de l'apparence physique qui ne sont pas apparents ou apparaissent légers à d'autres personnes (définition du Manuel MSD).

10. Le trouble de dépersonnalisation est une forme de trouble dissociatif qui consiste en une expérience prolongée ou récurrente de détachement de son propre corps ou de son fonctionnement mental, avec habituellement l'impression d'être devenu un observateur extérieur de son existence propre (définition du Manuel MSD).

répondu à la jeune femme qui voulait ressembler à un filtre, elle était très déçue… J'imagine qu'elle est allée voir ailleurs à peine sortie de mon cabinet.

En savoir + **Mineurs et chirurgie**

En France, les mineurs (moins de 18 ans) ont besoin d'une autorisation parentale signée par les deux parents ou représentants légaux avant tout acte de chirurgie esthétique. Cela reste très rare d'opérer une patiente avant 18 ans, et les chirurgies les plus pratiquées chez les mineures sont les otoplasties (chirurgie des oreilles décollées) et la réduction mammaire.

Cette course à la chirurgie esthétique, à cet idéal uniformisé qui n'existe pas, entraîne un réel risque d'addiction à l'image et d'insatisfaction permanente. Quel est l'impact sur la santé mentale ? Selon le psychiatre Jean-Christophe Seznec, cela peut entraîner de l'anxiété, de la dysmorphie, une diminution de l'estime de soi, des pensées noires, de la tristesse, des troubles d'ordre émotionnel, une perte de confiance dans les autres[11]… La psychologue Maryline Hamon corrobore ces propos en ajoutant que cela peut avoir des répercussions pendant des années[12].

En 2023, un sondage pour la fondation Jean-Jaurès a été mené auprès de 1 005 jeunes de 18 à 25 ans pour mieux comprendre les usages des réseaux sociaux et leurs conséquences.

11. « La chirurgie esthétique chez les jeunes : une fausse réponse à un vrai problème ? », vousparmacif.macif.fr, 2022.

12. « Le body shaming chez les ados et ses impacts sur leur santé mentale », vousparmacif.macif.fr, 2021.

Selon l'étude, près d'un jeune sur deux admet « avoir voulu perdre du poids après avoir vu de jolies photos de personnes de son entourage » ou de célébrités sur les réseaux sociaux. Ils déclarent notamment « avoir fait très attention à ce qu'ils mangent » ou « faire beaucoup de sport » dans cet objectif, après avoir consulté les réseaux.

Des chiffres qui résonnent avec une étude interne menée chez Instagram, et révélée en 2021, qui confirme que le réseau social peut être un facteur déclenchant de dépression ou de troubles du comportement alimentaire, notamment chez les jeunes femmes. Un facteur pour lequel Meta (Instagram, Facebook) est d'ailleurs déjà accusé. Le sondage indique par ailleurs qu'un quart des jeunes femmes interrogées (27 %) déclarent que les réseaux sociaux font apparaître chez elles des complexes, voire un sentiment d'infériorité chez 21 % d'entre elles.

En tout, ce sont 17 % des jeunes, femmes et hommes confondus, qui déclarent avoir eu des complexes à cause des réseaux.

En savoir + **Sans filtres ?**

En 2023, le gouvernement français a fait des propositions pour encadrer l'activité des influenceurs sur les réseaux sociaux. L'une d'elles vise à obliger à préciser la présence d'un filtre ou de retouches sur les images.

On peut véritablement parler d'une addiction profonde au paraître, qui met à mal la santé mentale et l'équilibre des jeunes utilisateurs. Cette frénésie de l'image et du post à tout prix soulève des questions intimes et personnelles : comment trouvez-vous votre valeur ? À quel point les réseaux sociaux nourrissent-ils votre estime ? Et si tout disparaissait demain, quelle serait votre relation à vous-même ? Comment sauriez-vous qui vous êtes si tout ça disparaissait… ? Il y a sans cesse une recherche de validation par les autres, par ces followers qui font vivre les personnes qui postent sur les réseaux.

Des dérives potentielles

L'accès facile aux réseaux fait que les jeunes, et notamment les jeunes femmes, n'ont ni tabou ni gêne par rapport à l'esthétique. Je suis toujours étonné de la banalisation de l'acte chirurgical. Les jeunes femmes oublient la plupart du temps qu'une intervention ou des injections ne sont pas dénuées de risques. Elles sont également prêtes à s'endetter pour faire de la chirurgie ou médecine esthétiques, car oui, cela à un coût !

Le risque, que mes confrères et moi-même constatons en France, est de voir ces jeunes confier leur visage ou leur corps à des injectrices illégales et peu scrupuleuses, mettant alors leur vie en danger. Je parle ici au féminin, car ce sont majoritairement des femmes. Ce nouveau phénomène est apparu il y a environ trois ans. Or, ces pratiques sont dangereuses, car ces injectrices n'ont aucun diplôme, aucune formation, aucune notion d'anatomie, utilisent des produits dangereux, sans aucune règle sanitaire… Sans compter qu'il n'y a aucune traçabilité des produits injectés : je suis toujours effaré quand une patiente ayant eu une complication après des injections vient me voir sans savoir ce qui a été injecté dans son visage – ou son corps ! C'est un véritable problème de santé publique ! Malheureusement, le coût bas de telles pratiques incite les jeunes à pousser la porte de ces cabinets clandestins.

C'est le même processus qui les pousse à aller se faire opérer à l'étranger, parfois au péril de leur vie. Les cliniques à l'étranger ne sont en effet pas soumises aux normes européennes : il n'y a pas les mêmes règles d'hygiène, de sécurité, de protocole opératoire, de formations universitaires, de formation continue, de traçabilité des produits utilisés, de prise en charge et de modalités en postopératoire (suivi et soin après l'intervention). C'est une catastrophe…

En savoir + — Des dangers bien réels

Une candidate de téléréalité, devenue un emblème des ratés de la chirurgie esthétique, a médiatisé son calvaire après une grave infection (qui a failli lui coûter la vie) suite à des injections d'acide hyaluronique dans les fesses. Cette histoire tragique (parmi tant d'autres) nous rappelle que tout acte chirurgical possède un risque (lié à l'anesthésie, à l'intervention/au geste, à la cicatrisation, à l'acceptation de cette nouvelle image…). Il y a évidemment des médecins malhonnêtes qui jouent un rôle évident dans ces désastres, mais heureusement, il reste des spécialistes intègres qui ne basculent pas dans ces dérives.

FOCUS

Comment choisir un (bon) chirurgien plastique ?

Confier son visage et/ou son corps à un chirurgien esthétique n'est pas à prendre à la légère. Plusieurs critères peuvent vous aider à faire votre choix.

Il faut d'abord, et c'est essentiel, contacter le Conseil national de l'ordre des médecins. C'est le seul organisme ayant la capacité de reconnaître les qualifications, compétences et diplômes d'un chirurgien. Il détient la liste des chirurgiens qualifiés opérant dans un département ou dans une ville. Vous pourrez ainsi vous renseigner sur le statut du spécialiste que vous envisagez de choisir, sur ses expériences, ses qualifications et vérifier qu'il soit bien diplômé en chirurgie plastique, esthétique et reconstructrice (conseil-national.medecin.fr).

Sur le site de la SOFCEP, la Société française des chirurgiens esthétiques plasticiens (chirurgiens-esthetiques-plasticiens.com), ou sur le site de la SOFCPRE, la Société française de chirurgie plastique reconstructrice et esthétique (sofcpre.fr), vous trouverez également la liste des praticiens titulaires de la qualification en chirurgie plastique reconstructrice et esthétique.

Certains se spécialisent particulièrement dans un acte, par exemple en ne réalisant que des chirurgies des seins, d'autres uniquement des nez. D'autres, comme moi, pratiquent plusieurs types d'intervention chirurgicale.

Le bouche-à-oreille est certainement un facteur important dans la recommandation d'un chirurgien esthétique. C'est une manière d'obtenir un avis objectif soit d'un proche satisfait du résultat et de la prise en charge, soit d'un autre médecin ou chirurgien. Les avis en ligne peuvent fournir des informations précieuses en donnant une idée sur la réputation du chirurgien, mais j'apporte de la nuance, car il existe aussi de faux avis ! Je vous invite aussi à prendre du recul sur ce que vous pouvez trouver sur les forums, où les avis ne sont pas toujours très fiables. Je mets toujours en garde sur le classement des chirurgiens sur Internet. En effet, le positionnement des sites est lié à un référencement naturel de Google et n'a donc rien à voir avec les compétences chirurgicales du praticien.

La qualité du contact humain du praticien n'est pas à négliger, tout comme sa disponibilité, son écoute active, sa bienveillance, et son discours honnête et transparent. Cette transparence doit se retrouver dans les tarifs pratiqués. J'ai tendance à dire aux patients de se méfier des prix trop bas. Lorsque vous avez choisi un praticien, le ressenti pendant la consultation est primordial, et je pense qu'il est important de faire confiance à son feeling. Le chirurgien doit vous inspirer confiance.

Enfin, et c'est très personnel, je trouve important que le chirurgien continue de se former tout au long de sa carrière, qu'il participe à des congrès nationaux et internationaux, à des ateliers, des workshops... Qu'il se remette en cause est gage d'un réel sérieux et professionnalisme pour moi.

On me demande souvent ce qu'est un bon chirurgien. Je crois que c'est un médecin qui prend justement en charge de façon optimale le préopératoire (avant l'intervention), l'opération et le suivi postopératoire (l'ensemble du parcours de soins), dans une bienveillance et un total respect pour l'être humain.

Quelles pistes pour en sortir ?

Le problème semble insoluble et tient à l'existence même des réseaux sociaux : quand on est face au même genre de comptes, qui proposent le même contenu, les mêmes images, les mêmes messages... cela devient la réalité des jeunes qui sont spectateurs et consommateurs de ces posts. Cela les conditionne et ils ne voient pas d'autre réalité possible. Difficile alors, voire impossible, d'être soi-même et de ne pas être complètement déstabilisé. Cela transforme leur manière de voir la réalité ! Ils sont dans une illusion qui les éloigne de qui ils sont vraiment et de leur confiance en eux, qui est, dès lors, à l'extérieur d'eux-mêmes : c'est l'apparence qui donne la confiance, soumise aux lois de l'esthétique et donc plus intériorisée.

Je n'ai pas de solutions précises à donner, mais d'humbles pistes de réflexion à apporter à la jeunesse qui doute ;

il n'existe bien évidemment pas de conseils génériques, **mais une diversité de solutions :**

- inviter les jeunes à partager leurs émotions, qu'elles soient belles ou qu'elles les écrasent ;
- la disponibilité, l'écoute et le dialogue sont essentiels pour lever les tabous, lever les stigmatisations liées au corps, lever l'idée d'une normalité et en limiter les conséquences ;
- si une envie de chirurgie/médecine esthétique est présente, il faut se poser des questions : à quel besoin pensez-vous que cela va répondre ? Pensez-vous que cela vous apportera le bonheur ? C'est quoi le bonheur pour vous ?
- montrer aux jeunes que la vulnérabilité et l'authenticité sont indispensables pour être connecté à soi-même et aux autres ;
- encourager les jeunes à réhonorer leur état émotionnel par le souffle (c'est une entrée, vous pouvez y accéder par la méditation, le yoga, la contemplation de la nature) et les maux de leur corps ; les aider à se reconnecter à leur sensorialité (toujours par la respiration, les massages, grâce au pouvoir des plantes, aux huiles essentielles…) ;
- aider les jeunes à sortir de cette logique hyperproductive, de cette frénésie de toujours plus de consommation ; les guider pour vivre dans l'instant présent en s'émerveillant de tout, en contemplant, en abordant le monde avec plus de lenteur ;
- soutenir les jeunes pour qu'ils se développent et grandissent avec leurs ressources, leurs potentiels et leurs talents. Que les jeunes croient en leur chance !

- et bien sûr, il faut absolument se fixer une limite de temps à passer sur les réseaux sociaux !

Mais pour briser des schémas persistants, il est important de savoir d'où ils viennent. Dans notre société, on a un peu éradiqué toutes les limites et les réseaux sociaux prolongent cette nouvelle idée que les limites n'existent plus dans le temps, l'espace et même le corps. Pour moi, il est primordial de revenir à des limites, à notre nature incarnée pour nous connaître dans la subtilité ; car justement, faire de la médecine ou de la chirurgie esthétiques à outrance nous fait sortir de notre « vraie » nature, ces actes étant totalement banalisés. Cela peut nous déconnecter de notre vérité, de la réalité. J'aime beaucoup Jean-Christophe Seznec (psychiatre et auteur de *J'arrête de lutter avec mon corps*[13]) qui insiste sur le fait que notre société individualiste entraîne « un manque de lien social qui accroît l'angoisse et les troubles narcissiques ». C'est intéressant, car il explique que nous passons du temps à peaufiner, à nous occuper de notre apparence (qui n'est qu'une vitrine) par peur de nous occuper de

« Dans notre société, on a un peu éradiqué toutes les limites et les réseaux sociaux prolongent cette nouvelle idée que les limites n'existent plus dans le temps, l'espace et même le corps. »

13. Publié aux éditions PUF, en 2014.

notre arrière-boutique, « c'est-à-dire nos pensées profondes », une manière de fuir les questions existentielles.

Je dis souvent à mes patientes au moment des consultations, quand elles me montrent des photos issues d'Instagram (avec la profonde sensation que les autres sont beaucoup mieux qu'elles) : « Ne comparez pas votre vie avec la vitrine de la vie de quelqu'un d'autre, ce n'est qu'une vitrine, un jeu d'image. » Les jeunes filles donnent un pouvoir bien trop grand à cette consommation de la beauté avec l'illusion que si elles changent telle ou telle chose, elles seront plus épanouies… Mais la démarche ne répond pas aux questions existentielles. La jeune génération doit se réapprendre, se retrouver avec elle-même.

Les jeunes qui veulent changer un élément de leur corps doivent se poser la question de savoir s'ils agissent par automatisme face à des conditionnements ou parce que cela leur correspond vraiment. Pour changer leurs conditionnements, il faut commencer, il me semble, par interroger le prisme qui façonne leur manière de voir le monde : ils doivent oser sortir du « cadre référent » en exprimant pleinement ce qu'ils sont dans toutes leurs nuances et leur singularité. Mon message est finalement simple : « Reconnectez-vous à votre pouvoir intérieur ! Faites-vous confiance ! »

La fascination pour la jeunesse éternelle

Très liée à la beauté, la question de la vieillesse touche de nombreux domaines : les relations de couple, les valeurs de notre société, les injonctions (encore elles !), les pressions sociales, normatives... Au même titre que la beauté, il est bien difficile de trouver une définition précise de la vieillesse, tant elle dépend de plusieurs facteurs : du contexte social d'abord, mais aussi du pays, de l'époque, de l'âge et même du genre. Elle est aussi variable en fonction de la psychologie de chacun, des conditions de vie, de nos représentations...

Comme nous l'avons vu dans le chapitre précédent, les médias sont en partie responsables du jeunisme[14] de nos sociétés, en véhiculant des standards esthétiques qui prônent la jeunesse à tout prix. Il n'en a pas toujours été ainsi : comme le dit la gérontopsychiatre Véronique Lefebvre des Noettes, « la vieillesse est volontiers associée à la sagesse, et respectée en tant que telle durant l'Antiquité et tout le Moyen Âge, où elle constitue une sorte d'exploit dans une société où l'espérance de vie est d'environ 25 ans[15]. »

Alors, comment expliquer que désormais, dans nos sociétés occidentales, la majorité refuse et même craint le vieillissement ?

14. Le jeunisme est le culte des valeurs associées à la jeunesse (définition du dictionnaire Le Robert).

15. *Vieillir n'est pas un crime ! Pour en finir avec l'âgisme*, éditions du Rocher, 2021.

À quel âge est-on vieux ?

« L'âge est une donnée biologique socialement manipulable et manipulée. »
Pierre Bourdieu

Quand vous étiez enfant, vous regardiez sans doute vos parents en vous disant qu'ils étaient vieux, sans parler de vos grands-parents, qui vous apparaissaient comme des presque « sans-âge »... Il est intéressant de se demander à quel moment on entre dans la vieillesse, sachant que c'est assez subjectif et variable selon les critères choisis. La perception qu'on se fait de la vieillesse est très spécifique selon la tranche d'âge. J'ai 42 ans et pour mes filles, je suis un très vieux monsieur, alors que pour ma grand-mère, je suis toujours un jeune homme ! La vieillesse est aussi variable selon le contexte social : par exemple, un sportif de haut niveau sera considéré comme vieux passé 35 ans (selon le sport pratiqué), alors qu'un salarié sera considéré comme vieux passé 50 ans.

En réalité, on peut considérer qu'il existe différents âges : l'âge biologique (qui correspond à l'âge réel de vos différents systèmes physiologiques), l'âge chronologique (selon la date de naissance), l'âge perçu (que l'on vous donne), l'âge ressenti (c'est-à-dire la vision subjective de l'âge que vous croyez avoir). Plus « officiellement », d'après l'Insee, une personne est âgée quand elle a plus de 65 ans. Selon l'OMS, la vieillesse aurait trois étapes : de 60 à 75 ans, le début de la vieillesse, de 75 à 90 ans, les séniors et, après 90 ans, le quatrième âge, ou les « grands séniors », qui désigne les personnes très âgées. Avec les progrès sociaux, médicaux et économiques, l'espérance de vie dans nos sociétés a augmenté et la période de la jeunesse s'étend désormais jusqu'à 40 ans. Mais c'est surtout la période de la vieillesse qui s'est considérablement allongée. Dans les faits, les âges se mélangent et les transitions sont moins claires. La période entre 40 et 65 ans s'appelle désormais la « maturescence ». Cette phase est liée aux « difficultés d'âge social associées à des conflits d'identité, à mettre en rapport avec des problèmes spécifiques de santé, de maladie, propres aux effets du vieillissement[16] ». Cette période est souvent synonyme de remaniement identitaire.

Au 1er janvier 2023, 21 % des plus de 68 millions d'habitants en France avaient plus de 65 ans[17]. Il est donc difficile d'imaginer, au vu de la diversité des individus, une homogénéité des personnes âgées de plus de 65 ans. Il existerait donc non pas une vieillesse, mais des vieillesses, tant elle est instable, difficile à représenter, plurielle, donc sensiblement à redéfinir.

« Il existerait donc non pas une vieillesse, mais des vieillesses, tant elle est instable, difficile à représenter, plurielle, donc sensiblement à redéfinir. »

16. Maryvonne Gognalons-Nicolet, Anne Bardet Blochet. « La maturescence : période critique d'âge entre 40-65 ans. Santé, maladie, vieillissement et âges sociaux », *Santé mentale au Québec*, 1991.

17. Bilan démographique provisoire de l'Insee et de l'Ined, 2024.

L'âge est en réalité une balise sociale mouvante qui nous situe par rapport aux autres et conditionne notre comportement en leur présence. Ainsi, si vous avez 50 ans, la société attend de vous un comportement qui sera différent d'une personne ayant 60 ans. Je pense à l'une de mes voisines, Marina, qui a 77 ans. D'une élégance sans pareil, dynamique, très sûre d'elle, elle m'explique ne pas donner son âge, car cela conditionnerait le regard que les autres auraient sur elle, et le comportement qu'elle devrait avoir : « Tu as l'âge de… », « Tu n'as pas l'âge pour… ». Elle me dit d'ailleurs se sentir beaucoup plus jeune que sa fille de 50 ans ! Comme le dit la géniale Fiona Schmidt dans son livre *Vieille peau*[18], « on est toujours la vieille peau de quelqu'un d'autre ». C'est tout à fait ça ! Nous sommes effectivement toujours le vieux d'un autre, tout dépend du regard posé.

“ L'âge est en réalité une balise sociale mouvante qui nous situe par rapport aux autres et conditionne notre comportement en leur présence. ”

N'oublions pas que si la vieillesse est variable selon les individus, elle l'est aussi selon les lieux et les époques. Par exemple, en Asie, plus on avance en âge, plus on est considéré comme « supérieur ». Les séniors sont humblement vénérés et respectés. C'est également le cas dans de nombreuses sociétés africaines, où l'avancée en âge est signe de sagesse et d'expérience, de transmission.

18. Publié aux éditions Belfond, en 2023.

Dans son livre *Vieille peau*, Fiona Schmidt explique ainsi : « Cette espérance de vie est elle-même variable dans l'espace et le temps : on ne vieillit pas de la même façon en 2023 qu'en 1923, en France comme au Nigéria. Et l'on ne vieillit pas de la même façon selon qu'on est un homme ou une femme : partout dans le monde, les femmes vivent en moyenne plus longtemps que les hommes[19]. »

L'âge varie donc selon l'espace, la population et le temps. Par conséquent, l'image de la vieillesse dans le monde n'est pas universelle. À nous de défaire les clichés et de redonner à cette fameuse vieillesse qui fait si peur une place lumineuse.

La persistance du jeunisme et de l'âgisme

Entre fascination et dégoût, célébration et abandon, estime et mépris, image positive et image négative… Il y a une véritable ambivalence par rapport au vieillissement.

Le jeunisme, qui n'est autre qu'une forme d'âgisme, en vient presque à nier la vieillesse, l'assimilant à la dépendance, à la déchéance, érigeant à l'inverse et contre elle un culte de la jeunesse. Cela a pour conséquences (entre autres) une perception de soi négative chez les personnes âgées, qui se considèrent comme portion congrue dans la société. Il est vrai que la société assimile trop souvent la vieillesse à la dépendance et même à la démence. C'est cet amalgame entre vieillissement et aliénation qui rend la vieillesse

19. *Ibid.*

si péjorative et terrifiante pour beaucoup. Or, sur 15 millions de personnes âgées en France, seules 1,2 million sont en situation de dépendance[20]. Réduire la vieillesse à ces composants est donc inexact. Il y a bien un décalage entre la représentation sociale qu'on se fait de la vieillesse (croyances, valeurs, opinions, images…) et la réalité vécue par la majorité des personnes âgées, dont on se désintéresse la plupart du temps. Ma grand-mère a 99 ans. Elle est en forme, pleinement vivante, sans maladie, très coquette, et vit seule chez elle. Elle se sent beaucoup plus jeune (elle refuse d'ailleurs d'avoir une canne pour l'aider à marcher, car « ça fait vieux »). Elle subit bien sûr des contraintes liées à l'âge, mais comme elle-même a peur de la vieillesse, elle refuse les aides qui pourraient alléger son quotidien…

La société, qui aime l'instantanéité du présent, jette sur les personnes âgées un regard presque hostile, comme si c'était une honte de vieillir. Sans doute aussi parce que la mort, si invisibilisée, car elle fait peur, suit inéluctablement cette étape. La montée de l'individualisme contribue également, à mon sens, à mettre de côté les personnes âgées. Et pourtant, lorsque je vois mes enfants attirés par

> **« Lorsque je vois mes enfants attirés par les personnes d'un certain âge, leur fascination mutuelle, je constate qu'ils n'ont pas peur de la vieillesse. C'est donc bien que l'âgisme est une construction sociale. »**

20. « Personnes âgées : les chiffres clés », sante.gouv.fr, 2021.

les personnes d'un certain âge, leur fascination mutuelle, je constate qu'ils n'ont pas peur de la vieillesse. C'est donc bien que l'âgisme est une construction sociale. Il serait temps de changer notre regard pour le rendre plus bienveillant envers l'expérience des personnes âgées, qui sont tout sauf éteintes et séniles.

“ Il serait temps de changer notre regard pour le rendre plus bienveillant envers l'expérience des personnes âgées, qui sont tout sauf éteintes et séniles. ”

On peut se poser la question de la responsabilité du système dans ce refus et cette peur de la vieillesse. En effet, si nous avions une image plus douce des dernières années de la vie, nous aurions moins peur de nous y confronter. Malheureusement, il existe une forme de maltraitance institutionnelle et politique, qui met physiquement de côté les plus âgés, en les isolant de la vie sociale. Il suffit de s'informer sur ce qu'il se passe dans les EHPAD aujourd'hui. Une crise majeure frappe le système de santé en France, ce qui entraîne une mise en péril de l'intégrité de l'individu et a pour conséquence le surmenage des professionnels de santé (comment donner du temps quand on en manque cruellement ?). Le soin est soumis à des critères de performance économique. Tout cela peut user la vocation des soignants, leurs valeurs, et diminuer leur engagement.

En savoir + La souffrance des soignants

Il existe une véritable souffrance éthique des soignants (augmentation des arrêts maladie, burn-out, démissions, épuisement émotionnel, déshumanisation de la relation à l'autre, perte du sens de l'accomplissement de soi au travail...) et une réelle crise, car ce personnel est montré du doigt. Je pense à la maltraitance qui fait souvent les gros titres des journaux (qui reste heureusement marginale) et qui monopolise l'attention, occultant les problématiques liées aux obstacles d'accompagnement des personnes âgées.

Le premier stage de Pauline durant ses études d'infirmière dans un service de gériatrie d'un hôpital parisien de l'assistance publique l'a profondément marquée. Au moment du « tour des changes », l'intégralité des portes des chambres des personnes incontinentes était ouverte. On voyait donc du couloir les personnes âgées dans leur lit, dénudées aux yeux de tous, et changées à la chaîne. Au moment des repas, elle a assisté horrifiée à des scènes ou certains membres du personnel mélangeaient l'entrée, le plat et le dessert pour n'avoir qu'une seule chose à donner à manger et aller ainsi plus vite.

Bien sûr, tout cela n'est pas systématique et il se passe également de belles choses dans les services de gériatrie et dans les EHPAD, mais ces expériences et cette réalité montrent bien les difficultés rencontrées dans le chaperonnage des personnes âgées. Le manque de moyens dans la prise en charge du grand âge et de la dépendance est un sujet fondamental quand on évoque la vieillesse... et la peur qu'elle peut engendrer.

La femme qui vieillit est invisibilisée

Le vieillissement révèle les inégalités de genre vécues tout au long de la vie et les amplifie. En effet, dans le regard social, l'âge est perçu de façon différente qu'on soit un homme ou une femme : alors que l'âge fait « mûrir » les hommes, il vieillit les femmes… D'un homme qui vieillit, on dit qu'il a « de la gueule », les cheveux grisonnants, les rides sont souvent synonymes de maturité, d'expérience et aussi de séduction. La valeur des hommes tient plutôt à la position sociale, à l'intelligence, au pouvoir. Il y a donc une vraie différence de statut, car tout signe de vieillesse chez une femme marque le début de la fin, une femme qui vieillit est jugée comme étant une « vieille peau », la beauté féminine est inexorablement liée à la jeunesse.

En 1972, la féministe Susan Sontag parlait déjà du « double standard du vieillissement » : « L'une des plus grandes tragédies de la vie d'une femme est de vieillir. C'est aussi la tragédie la plus longue, car on s'y prépare à peu près toute la vie. Comme c'est une crise psychique avant d'être une crise physique, elle se répète encore et encore[21]. »

Lors de mes consultations, jamais aucune de mes patientes ne m'a parlé de rajeunir. Une femme qui me consulte pour son visage vient toujours en me disant vouloir se (re)trouver, se (re)connaître, être en harmonie avec son intérieur. Être en équilibre entre ce qu'elle perçoit d'elle-même et l'image

21. « The double standard of aging », *Saturday Review*, 1972.

qu'elle renvoie au monde. On peut d'ailleurs faire un lifting dès 40 ans (dès l'apparition des signes de vieillissement) et il n'y a pas de limite d'âge (seul l'état général compte).

Il me semble que nous nous éloignons petit à petit de cette fascination pour la jeunesse éternelle (qui n'est encore une fois qu'un modèle hérité). Je fais d'ailleurs très attention aux mots employés pendant mes consultations. Je suis très vigilant à ne pas véhiculer cette injonction performative à « bien vieillir » qui rendrait les patientes responsables de la façon dont elles vieillissent. Je ne dis jamais à une patiente qui vient pour un lifting que c'est une chirurgie « anti-âge », mais que ça va l'accompagner à vieillir comme elle le souhaite. C'est un coup d'éclat, mais en aucun cas une baguette magique pour remonter le temps. Nous, les chirugiens, ne sommes pas des êtres tout-puissants nous prenant pour des pygmalions qui modèleraient les patientes selon des normes actuelles de beauté. L'ambivalence vient d'ailleurs de cette pression sociétale de « bien vieillir » qui côtoie l'idée pour les patientes de faire de la chirurgie « qui ne se voit pas ».

“ Nous, les chirurgiens, ne sommes pas des êtres tout-puissants qui modèleraient les patientes selon des normes actuelles de beauté. ”

Le temps de réflexion pour le lifting est beaucoup plus long que pour les autres chirurgies, car les femmes ont souvent peur de ne pas se reconnaître. C'est très intéressant à observer. Les injections sont bien pour des petites touches, mais au bout d'un moment, seule la chirurgie permet de répondre aux effets du temps de manière adaptée. Et justement, je vois trop de patientes surinjectées, ce qui a pour effet de les vieillir considérablement ! Un lifting bien fait ne transforme pas le visage, mais permet de replacer les volumes et de traiter le relâchement cutané de façon optimale. C'est d'ailleurs la seule technique à pouvoir répondre de manière concrète et adaptée à cet état de fait. Après un lifting, 100 % des patientes opérées me décrivent un nouvel élan de vie ! Les voir après leur intervention est magnifique. Les accompagner dans leur vieillissement, les voir alignées avec qui elles sont est très émouvant. Alors, penser que cette spécialité n'est pas en lien avec la santé, c'est une cruelle méconnaissance de cette merveilleuse branche de la médecine.

> « Après un lifting, 100 % des patientes opérées me décrivent un nouvel élan de vie ! Les voir après leur intervention est magnifique. Les accompagner dans leur vieillissement, les voir alignées avec qui elles sont est très émouvant. »

Dans le podcast *Vlan !*, l'autrice Perla Servan Schreiber parle de la relation à son âge, de comment les plus âgés vivent leur âge dans notre société. Elle explique qu'apprendre à se connaître prend beaucoup de temps. La question pour elle est de savoir ce qui nous paraît essentiel.

Et quand on l'a déterminé, tout est à notre disposition pour tendre vers cet objectif. Femme joyeuse et lumineuse, elle adore ses pattes-d'oie aux coins des yeux, mais a « soigné » ses rides « de tristesse » autour de la bouche. Ça l'a aidée à se reconnaître. Le but pour elle n'était pas de devenir jeune, mais d'être elle-même.

En savoir + **Une histoire d'homme**

À mon installation en libéral (j'avais 34 ans), j'ai moi-même été discriminé du fait de mon apparence physique jugée trop jeune par ma patientèle. Je me suis aperçu que mon aspect physique ne donnait pas confiance, et que chez les médecins, les signes de vieillesse donnent une sorte de posture, un gage d'expérience, de sérieux, de compétences, une certaine autorité. Je me suis donc laissé pousser la barbe pour paraître plus âgé. Cela rassurait beaucoup la patientèle qui assimile l'âge à la maturité et donc à l'expérience. L'inverse serait moins juste chez une femme.

Et aujourd'hui ?

Merci à ces nombreuses femmes inspirantes et fortes de montrer qu'une autre voie est possible et que vieillir n'est pas une atroce fatalité. Je pense bien sûr à Sophie Fontanel, qui fut l'une des premières à assumer le temps qui passe. Elle a fait de ses cheveux blancs une source d'*empowerment*, une signature transgressive. Dans une interview pour l'*Illustré*, elle explique : « J'ai fait un TEDx sur le sujet avec des milliers de personnes dans la salle et j'ai compris que les jeunes avaient besoin de comprendre qu'on n'avait pas à rester jeune, que c'était même une violence pour eux, cette injonction, qu'on pouvait rester intrépide, juvénile, moderne tout en vieillissant et qu'on ne tombait pas dans un trou, un précipice qu'il fallait absolument éviter en n'ayant aucune ride. Les rides, on en a besoin pour comprendre les choses de la vie[22]. »

La talentueuse chanteuse Aurélie Saada a écrit un poème dans le magazine *Elle* « Érotisez aussi la vieillesse des femmes » : « J'aimerais tant que l'avalanche de mon corps te fasse de l'effet, que mes rides, mes sillons, mes reflets offerts en pleine lumière ne soient plus un acte militant, mais de l'érotisme à te faire saliver…[23] ». Elle a d'ailleurs réalisé son premier long-métrage en 2021, *Rose*, qui interroge les stéréotypes et injonctions qui pèsent sur le corps des femmes âgées.

Le 20 mars 2024, Léa Salamé a reçu sur France Inter Elsa Wolinski, journaliste et autrice du podcast *Allez j'ose !*, dont l'objectif est de briser le silence entourant les femmes de plus de 50 ans. Elsa Wolinski reçoit des femmes connues, des personnalités fortes, pour parler de la ménopause, afin que d'autres femmes puissent s'identifier. Ces contacts, ces échanges d'information, de vécus, permettent de créer une influence positive sur les femmes. L'idée est de déconstruire les mythes et idées reçues autour de la femme de plus de 50 ans et de lutter contre l'âgisme. Elle fait partie des quelques-unes à ne plus faire de la ménopause le plus gros tabou féminin.

22. Interview de Patrick Baumann, 2022.

23. Publié en octobre 2022, elle.fr.

Elsa Wolinski explique ainsi, au cours de l'interview : « Je suis partie de l'anthropologue Margaret Mead, qui dit : "Il n'y a rien de plus puissant qu'une femme ménopausée." Je me suis dit que si des femmes puissantes, publiques, parlaient, elles offriraient cette puissance aux autres. » Elle parle de manière décomplexée, drôle, touchante et toujours sincère de cette période compliquée vécue par la plupart des femmes sans soutien. Claire Fournier, éditorialiste économique sur LCI, a le même objectif avec son podcast *Chaud dedans*.

Rappelons enfin ces mots importants de la philosophe féministe Camille Froidevaux-Metterie : « À partir du moment où les femmes franchissent le cap "fatal" de la ménopause, elles sortent du groupe des femmes procréatrices. Et elles perdent de ce fait ce qui est considéré depuis toujours comme leur principale fonction sociale… Et pourtant, les femmes de 50 ans travaillent, continuent d'avoir une vie amoureuse et sexuelle, se projettent dans l'avenir et s'incarnent au présent ! » Mais pour s'incarner, encore faut-il avoir la liberté d'en parler… « Oui, la ménopause est encore un sujet (beaucoup trop) tabou en France[24] ! » Et elle ajoute dans son livre *Un corps à soi*[25] : « Le combat pour une dédramatisation de la ménopause, qui est aussi celui pour une débiologisation du féminin, me semble ainsi être un combat féministe crucial et urgent. »

24. Clément Arbrun, « Pouquoi la France planque-t-elle les femmes de 50 ans et plus ? », *Terrafemina*, 2019.

25. Publié aux éditions du Seuil, en 2021.

Un nouveau chemin apparaît donc, peu à peu. Le fait que ce sujet soit plus visible dans les médias, les livres, les conférences, les podcasts, les comptes Instagram est très salutaire… Il est temps que les femmes – et tout le monde en général – se réapproprient leur corps ! Ces femmes qui osent vouloir changer les choses, faire évoluer en France le regard porté sur l'avancée en âge des femmes, sur le corps des femmes de plus de 50 ans, sur leur sexualité, sur leur identité tout entière sont à mes yeux fantastiques.

« Il est temps que les femmes se réapproprient leur corps ! »

Et si l'avancée en âge n'était pas une avancée vers la fin, mais une façon d'oser vivre intensément et d'oser vieillir selon vos désirs et vos choix ?

CHAPITRE 2

CHIRURGIE ET MÉDECINE ESTHÉTIQUES : ALLER AU-DELÀ DES APPARENCES

La conception du corps des femmes a varié au fil des siècles, tout comme leur place dans la société. Entre conditionnement et véritable envie d'affranchissement, où se situent les femmes de nos jours ? Comment voient-elles leur corps et quelle est leur attitude face à la chirurgie esthétique ?

Vers une beauté individuelle

Le chemin vers l'émancipation

Depuis les années 1970, une aspiration s'est fait jour : libérer les femmes de l'assignation domestique et leur restituer la libre disposition de leur corps, avec une remise en cause du modèle de la mère au foyer, la revendication d'une sexualité libre, affranchie des normes et débarrassée d'une maternité obligatoire, tout cela dans un but de liberté et d'égalité. Ces mouvements féministes remettent en cause les fondements mêmes du capitalisme patriarcal et de la situation des femmes au travail, qui est essentiellement domestique, non reconnu, invisibilisé, et vu par la société comme une activité qui serait improductive en valeur et située en dehors du système de production capitaliste. Cet état de fait a pour conséquence l'oppression des femmes, dont le statut social inférieur les fragilise. Au cours de cette période, un véritable espoir voit le jour chez les femmes, celui de ne plus être cantonnées à la sphère privée et d'avoir enfin une existence propre, d'être indépendantes de leurs maris (pour les couples hétérosexuels), notamment d'un point de vue financier.

Il est très intéressant de s'interroger sur les effets de ce mouvement féministe dans la société actuelle, en 2024, notamment à travers la redéfinition des normes de genre et, par extension, de la beauté. Aujourd'hui, les femmes continuent d'assumer la grande majorité des tâches ménagères et familiales : 25 % des femmes en couple avec enfant consacrent

4 heures ou plus aux tâches domestiques contre 10 % des hommes[26]. Malgré les mesures politiques et institutionnelles[27], les inégalités salariales et économiques demeurent : on sait que les femmes gagnent moins que les hommes à compétences égales et qu'elles sont toujours majoritaires dans les emplois précaires[28]. Comme le dit Titiou Lecoq dans son livre *Le couple et l'argent*[29] : « Plus un métier est mal payé, plus il est féminisé, et plus il est féminisé, plus il est mal payé. » Sans compter le temps partiel : plus d'une femme sur quatre travaille à temps partiel contre moins d'un homme sur dix[30], pour, comme nous l'imaginons bien, concilier les vies professionnelle et familiale… Enfin, le taux de chômage des femmes en Europe est globalement plus élevé que celui des hommes[31].

Malgré les inégalités qui perdurent, les femmes ont conquis, grâce à leur détermination, une réelle émancipation, une place différente dans la société. Et dans cette liberté chèrement acquise, la question du corps a toute son importance.

26. « Premier confinement et égalité femmes-hommes : une articulation des temps de vie plus difficile pour les femmes », Insee, 2022.

27. Je pense notamment aux plans d'action qui concernent l'égalité professionnelle et économique : garantir l'accès des femmes aux mêmes opportunités professionnelles et au même niveau de rémunération que les hommes ; transmettre et diffuser la culture de l'égalité en se débarrassant des préjugés et stéréotypes sur les filles et les garçons. Des actions ont été annoncées par les différents gouvernements : mieux traiter les violences conjugales, assurer la protection des femmes, sanctionner les auteurs de violences de manière plus effective…

28. « Femmes et hommes, l'égalité en question. Édition 2022 », Insee, 2022.

29. Publié aux éditions de l'Iconoclaste, en 2022.

30. « Emplois, chômage, revenus du travail. Édition 2023 », Insee et Dares, 2023.

31. Le taux de chômage des femmes dans l'UE est de 6,3 % au 1er janvier 2024, contre 5,7 % chez les hommes. « Le taux de chômage dans la zone euro à 6,4 % », Eurostat, 2024.

La libre disposition de son corps

Pour venir contrebalancer les diktats d'une beauté normée imposés par la société est né le body positive, avec la mise en avant de beautés plurielles. L'idée est que plus on montre la diversité, plus elle est acceptée.

Les racines militantes du body positive, un mouvement toujours en mutation aujourd'hui, remonte à la période des années 1970. Des femmes commencent à élever leur voix contre les contraintes des normes de beauté rigides et oppressantes qu'elles subissent. En 1969 est fondée la *National Association to Advance Fat Acceptance*. Cette association a pour but de lutter contre les discriminations subies par les personnes en surpoids, avant de s'ouvrir plus généralement à tous les physiques, pour une réappropriation et une acceptation de son corps : c'est vraiment en 1996 qu'apparaît le body positive. La volonté de ce mouvement est de changer le monde et la société en montrant que tous les corps se valent, que la diversité de tous les corps est une richesse. Il s'agit de refuser les diktats esthétiques qui étouffent et de défendre une idée centrale : l'acceptation de soi. Pour Catherine Grangeard, psychologue et psychanalyste, « le body positive est une action en réaction à une image du corps imposée ». « Le plus important, dit-elle, est de trouver des modèles identificatoires – actrices, chanteuses, influenceuses – en dehors des standards de beauté mais que l'on trouve belles et auxquelles on peut s'identifier[32]. »

32. Lise Lafaurie, « Body positive : pour en finir avec la quête d'un corps parfait », *Santé magazine*, 2023.

FOCUS

Le body positive

Et si, à vouloir s'accepter à tout prix tel que l'on est, on tombait dans de nouvelles injonctions qui vont à l'encontre de la liberté individuelle et de l'épanouissement personnel... ?

LA RÉVOLUTION DE L'ACCEPTATION DE SOI

Les racines du body positive sont une revendication de l'acceptation de soi quelle que soit son apparence, en sensibilisant à l'inclusivité, à la diversité et à l'égalité. Le mouvement prône la liberté corporelle individuelle et collective, en libérant les corps des contraintes oppressantes et rigides pesant sur eux.

Il trouve ses racines dans le *Fat Acceptance Movement* (qu'on pourrait traduire par « le mouvement d'acceptation des gros »), qui naît à la fin des années 1960 aux États-Unis. Il a pour but de lutter contre les discriminations à l'égard des personnes grosses, dénonce les méfaits des régimes, la dangerosité des opérations de chirurgie liées au poids et entend redonner une estime de soi aux personnes en obésité ou en surpoids. Il s'agit de sortir ces personnes de l'invisibilité et du mépris dans lesquels la société les a enfermées jusque-là.

Le body positive en tant que tel apparaît en 1996 aux États-Unis avec la création de l'organisation *The Body Positive* par Connnie Sobczak et Elizabeth Scott. Sur la page d'accueil de leur association (thebodypositive.org), on peut lire : « Imaginez un monde où les personnes, quel que soit leur corps, peuvent se réjouir de leur santé, de leur beauté et avoir confiance en elles pour pleinement vivre leur vie de manière heureuse. » Cette fois, l'idée est plus large, puisqu'il s'agit de contrer la pression sociale qui encourage des normes de beauté irréalistes, en particulier pour les femmes. Le mouvement prône l'acceptation de tous les types de corps et la valorisation de l'estime de soi indépendamment de la taille, du poids, de l'apparence. Le but est d'instaurer une relation plus saine avec son corps et de se défaire des diktats de la beauté, vecteurs de nombreux complexes physiques, en déconstruisant les normes physiques dominantes. Ce mouvement n'est pas construit autour d'un manifeste et chacun peut l'interpréter à sa manière.

Depuis lors, nombre de personnes se présentent comme des défenseuses du mouvement. On peut citer la mannequin et activiste Ashley Graham, qui fait de son statut de modèle *plus size* un atout, mais aussi une revendication. En France, la blogueuse Ely Killeuse a écrit un livre[33] pour défendre le body positive qu'elle prône sur son compte et ses vidéos, en incitant les femmes à ne pas se conformer aux images véhiculées par la société. Bien qu'elle inspire de nombreuses femmes avec cette initiative plus que bénéfique, elle a aussi ses détracteurs qui remettent en cause sa légitimité à défendre ce mouvement, car elle « rentre » dans les normes physiques selon la société. Enfin, la blogueuse Gaëlle Prudencio est une porte-parole active du mouvement. Née au Bénin, elle est juriste en droit social de formation, blogueuse depuis 2007 dans la mode grande taille et militante

33. *Body positive attitude*, Marabout, 2018.

du body positive et anti-grossophobie, racisme et discrimination. Passionnée de mode sans complexe, elle a créé sa marque en ligne Ibilola, première ligne de mode grande taille en wax : « Cette ligne est le résultat de toutes mes rencontres ces dernières années avec l'acceptation de soi », explique-t-elle sur son site Internet.

UN EFFET CULPABILISANT

Malgré toutes les bonnes intentions des personnes qui le revendiquent et le défendent, le body positive peut être aussi culpabilisant. Une partie de ce mouvement est en effet marketing et pousse à s'aimer « à tout prix ». Comme tout « mouvement », il existe pour moi un envers du décor et il me semble qu'à trop vouloir s'assumer, on tombe de nouveau dans une stigmatisation, une catégorisation.

Aujourd'hui, on est dans une période où l'on essaie de plus en plus de représenter tous les corps, toutes les morphologies pour l'acceptation de soi. Si l'origine de cette recherche de représentations multiples est évidemment nécessaire et positive, il n'en reste pas moins qu'elle porte en elle un dogme à l'accord de soi. « S'accepter comme on est » est une idée magnifique, qui simplifierait beaucoup la vie, mais dans le même temps, il ne faut pas que cela devienne une nouvelle injonction. En ce sens, n'est-ce pas là un nouvel ordre ? Un diktat de plus qui nous forcerait à nous aimer à tout prix ?

Sans compter que vouloir s'accepter à tout prix n'est pas chose facile. Le sociologue Jean-François Amadieu l'explique bien dans son livre *La Société du paraître : Les beaux, les jeunes… et les autres*[34] : la société n'en a pas encore fini avec le règne du corps parfait. Les rondeurs, la cellulite, les vergetures sont juste moins taboues. Plusieurs décennies de conditionnement ne peuvent pas disparaître du jour au lendemain sans effort. Les mentalités n'évoluent pas en un claquement de doigts, ni même nos propres conditionnements internes.

Jérémy Gorskie, diététicien psychonutritionniste que j'adore pour son œil drôle, intelligent, toujours nuancé quand il parle de questions existentielles, a posté une vidéo sur YouTube début 2024 intitulée « Body positive, acceptation de soi… : entre dérives et hypocrisie ! ». Il nous y explique les limites à ce mouvement qu'il ressent dans ses consultations : « Beaucoup de personnes culpabilisent de perdre du poids, car elles devraient "s'accepter". » Il montre bien là tout le dilemme du body positive.

En tant que chirurgien, je me dois d'être nuancé et de ne pas porter de jugement. Certaines femmes aiment leur corps puissant, aux formes généreuses, aux formes plus plates… et pour d'autres, c'est plus difficile de s'accepter, totalement ou en partie. Mais faut-il obligatoirement s'accepter à tout prix ? Je ne suis pas très aligné avec cette idée. On peut être engagé pour la représentation de tous les corps et avoir quelque chose qui nous dérange. Notre rapport au corps n'est pas linéaire : il y a des jours avec et des jours sans. Il n'y a pas à avoir honte de s'aimer ou au contraire de ne pas se plaire en entier. Ainsi, il est possible d'être

34. Publié aux éditions Odile Jacob, en 2016.

en faveur de la diversité des corps, de l'acceptation de soi, sans pour autant être à l'aise avec soi-même. La réalité est qu'il est toujours plus facile d'accepter quelque chose sur les autres que sur soi. Je pense d'ailleurs qu'une personne qui s'épanouit avec ses propres choix est une personne bien dans son corps et bien dans sa tête. L'important est d'agir pour se plaire à soi avant tout, et parfois la médecine ou la chirurgie esthétiques peuvent aider dans cette démarche.

J'ai reçu une patiente très active sur les réseaux sociaux, qui venait pour sa poitrine tombante et vidée après deux grossesses. Elle était très gênée au début de l'entretien : « Vous comprenez, je prône sur mes réseaux sociaux le body positive et être ici, avec vous, penser à faire une chirurgie esthétique est aux antipodes de mes valeurs. » Nous avons donc parlé de ses valeurs, justement : devait-elle « subir » ce corps à tout prix ? La coquetterie est-elle compatible avec le féminisme ? Devait-elle accepter ce corps qui avait donné la vie, mais qui ne lui correspondait plus ? Sa relation au corps impactait sa confiance en elle, sa relation de couple, son énergie et, aussi, clairement sa joie... Elle a eu le courage et la liberté de venir me voir et de subir une chirurgie esthétique même si elle savait qu'elle serait potentiellement jugée. Le déclic ? « Un matin, devant mon miroir toute nue, je me suis dit que ce n'était pas moi, je ne me reconnaissais plus, ce n'était plus possible. » En fin de compte, cette femme a effectué un lifting mammaire avec pose de petites prothèses mammaires. Voilà ce qu'elle m'a dit en postopératoire : « En fait, j'ai compris une chose, quand nous sommes alignés avec nos choix, nos décisions, nous ne sommes pas critiquables. Si j'avais su, je me serais fait opérer bien avant ! »

Elle a hésité à partager son opération sur ses réseaux par peur du jugement. Finalement, en le faisant, elle n'a reçu aucune critique de sa communauté. Bien au contraire, elle a libéré la parole de beaucoup de femmes. L'énergie retrouvée, la confiance retrouvée, un pouvoir retrouvé, elle entame de nouveaux projets !

En savoir +

Benoite Groult, féministe en faveur de la chirurgie !

Benoîte Groult, journaliste, romancière et militante féministe, n'a jamais caché avoir fait deux liftings. Elle disait à un journaliste de France Info, en 2011 : « Et pourquoi moi, sous prétexte que j'étais féministe, pour les droits des femmes, pour l'avortement, pour le droit de vote, pourquoi je ne profiterais pas des avantages de la chirurgie et d'être plus belle ? C'est délicieux de se retrouver après son premier lifting ! » Elle expliquait qu'un lifting était compatible avec son féminisme parce qu'il lui permettait d'acquérir une meilleure estime d'elle-même, et que l'apparence était un élément de la construction de soi, un soi désiré et non subi.

Il est essentiel d'être dans la bienveillance envers ce corps qui évolue avec les périodes de la vie, les cycles, les saisons, la lune… La valeur ne se définit bien sûr pas par l'apparence. Notre enveloppe extérieure ne nous définit pas. Mais, quand le complexe gâche la vie, ou la freine, la chirurgie peut donner des coups de pouce pour retrouver une véritable harmonie. Bien évidemment, la féminité est un tout et pas seulement un corps. Mais parfois, pour qu'une femme déploie sa puissance, elle passe par la chirurgie.

En savoir + Body neutrality

Le mouvement body neutrality a vu pour la première fois le jour aux États-Unis dans un article de 2017 du *New York Times*. L'idée de ce mouvement est que la valeur personnelle d'un individu n'est pas liée à son apparence. Il est préférable de se concentrer sur les capacités du corps (soulever, accoucher, supporter, etc.) et non sur l'apparence. Il n'est plus question de s'accepter, mais simplement de s'octroyer... une pause.

Un fossé impossible à combler ?

Alors que les mentalités changent et que l'on tente de se réapproprier son corps dans toute sa diversité, il est difficile de ne pas rester dans une vision binaire de la beauté, qui aboutit à des positions très tranchées sur la chirurgie esthétique. Et si nous essayions de sortir de cette sphère binaire, de quitter ces codes bipolaires ? De célébrer la différence ? D'être OK avec le fait de pouvoir changer d'avis ? Je me demande pourquoi il y a toujours une opposition, une séparation entre les femmes : d'un côté, celles qui sont « pour » la chirurgie et la médecine esthétiques, de l'autre, celles qui sont « contre ». Les fameux « Tu dois », « Tu ne dois pas »... Il y a une forme de discrimination dans les deux « clans », qu'on choisisse de faire de la chirurgie ou non.

Cette façon de voir les choses, de se positionner, met les femmes dans une posture hostile les unes envers les autres et discrédite le choix quand il est différent de l'opinion de l'autre. Mais au fond, peut-être n'y a-t-il pas à convaincre ni à faire un choix. Il n'y a pas à convaincre qu'il ne faut pas faire de chirurgie, pas à convaincre qu'on a raison d'en faire. Ce n'est pas du tout le sujet. Personne n'a tort ou raison. Il faut sortir de cette moralisation et de ces injonctions, très présentes dans ma spécialité. Une femme peut ne pas faire de chirurgie esthétique et s'épanouir totalement, comme elle peut en faire et s'épanouir totalement. Toutes les possibilités sont ouvertes !

Être libre, c'est finalement s'affranchir de ces querelles, de l'avis de l'autre, prendre en considération ses propres envies et disposer librement de son corps. Il est essentiel d'ouvrir le dialogue, de pouvoir en parler librement, sans tabou. J'ai compris au fur et à mesure de ma pratique que les gens qui nous entourent, les « autres », ont de l'emprise sur nous uniquement s'ils s'attaquent à un sujet auquel on donne trop d'importance. Le but est d'arriver à faire le choix qui nous semble juste, pour nous-même, et d'être tellement en accord avec ce choix qu'on l'assume pleinement.

“ Le but est d'arriver à faire le choix qui nous semble juste, pour nous-même, et d'être tellement en accord avec ce choix qu'on l'assume pleinement. ”

Avoir recours à la chirurgie ou à la médecine esthétiques est un choix très personnel, intime, privé, qui relève évidemment de l'émotionnel. Comme nous l'avons vu précédemment, l'appréciation de la beauté est un jugement de valeur subjectif qui évolue aussi avec le temps. Pour exemple, une patiente à qui j'avais posé des prothèses mammaires il y a cinq ans et qui était alors ravie de la forme et du volume, est revenue me voir aujourd'hui pour diminuer la taille de ses prothèses. Elle ne regrettait pas sa chirurgie, mais sa poitrine n'était plus alignée avec la personne qu'elle était devenue. Il est important de prendre en compte cette évolution temporelle quand on décide de franchir le cap de la chirurgie esthétique.

Au final, personne ne sait mieux que nous-même ce qui va nous rendre heureux, nous alléger. Parfois, on peut avoir tendance à être ce que les autres attendent de nous, ce qui n'est pas forcément aligné avec qui nous sommes. Le risque de se conformer aux attentes d'autrui, c'est d'être malheureux, parce qu'on renonce d'une certaine manière à notre liberté. À l'inverse, quand nous avons un désir, faisons un choix (par nous-même) et quand nous l'actons, il y a un réel processus de libération, une réelle écoute de nous-même. J'ai alors l'image d'un pont qui relierait notre corps et notre esprit. Cela étant dit, il faut évidemment garder en tête que nous n'existons pas sans les autres. Nous vivons et interagissons les uns avec les autres et sommes par définition influencés. Nos choix sont pétris de nos relations humaines et forcément orientés. On peut donc se poser la question de savoir si nous sommes réellement libre de nos choix, surtout ceux liés à notre identité en tant qu'être humain…

Le chemin initiatique nous dit que la plus grande chose à faire est de se connaître. Je pense à la maxime du temple de Delphes : « Connais-toi toi-même et tu connaîtras l'Univers et les Dieux. » Posez-vous régulièrement ces questions : « Comment puis-je accepter ce que je suis ? Comment vibrer pour une vie qui me fait du bien ? » Personne d'autre ne peut le faire à votre place. Il faut sans cesse tenter de ne pas rentrer dans ce que l'autre attend de vous. Il est primordial de vous connaître, de savoir ce qui est réellement important pour vous… Ainsi, si vous « sentez » des choses en vous, faites-les !

La vérité est individuelle

Dans le même ordre d'idée et dans le prolongement de la connaissance de soi, on peut dire qu'il n'y a pas une vérité, mais que chacun possède SA vérité, son cadre de référence. Par conséquent, il n'y a pas de vrai ou faux, de bons ou mauvais choix. Ainsi, alors que des fesses rebondies peuvent être gênantes chez certaines patientes, elles sont un signe de féminité pour d'autres. C'est OK d'aimer son ventre rond, et c'est OK de ne pas l'aimer et de choisir la chirurgie. C'est OK d'embrasser son naturel ou non. C'est OK de s'aimer un jour dans sa totalité, et c'est OK de ne pas s'aimer le lendemain, ou de ne pas aimer une partie de son corps. Choisir la chirurgie ou la médecine esthétiques est une décision qui est très personnelle et l'individu est le seul à même de définir sa propre beauté.

Une grande partie de la « réussite » d'une chirurgie est liée à la psychologie. La sensibilité individuelle entre alors en jeu. La réussite d'une chirurgie est là quand il n'y a plus de décalage entre ce que les femmes sont, ce qu'elles veulent et ce qu'il est possible de réaliser. Je pense au cas d'une

> **En savoir +** — **L'excès existe !**
>
> Il existe quand les désirs sont multiples, parfois contradictoires, confus ; quand la personne ne sait pas très bien ce qu'elle veut. Il est important de ne pas fantasmer notre « moi » rêvé, de ne pas avoir des attentes irréalisables. En effet, quand le désir de changement est si fort que nous « rêvons » de manière fantasmée, il y a toujours une déception et on peut vite tomber dans un engrenage, avec des personnes obnubilées, qui traquent le moindre « défaut » de leur corps et sont éternellement insatisfaites malgré les potentielles opérations.

patiente qui avait validé une réduction mammaire. Elle avait une énorme gêne fonctionnelle et cela impactait vraiment sa vie sur différents plans. Malgré son stress concernant les futures cicatrices, elle a dépassé sa peur, car elle ne voulait pas rester avec des seins trop lourds, trop gros, trop encombrants pour elle. L'intervention s'est passée normalement. Lors d'un rendez-vous de suivi à trois mois postopératoires, ses cicatrices étaient très inflammatoires (rouges), ce qui est normal dans le processus cicatriciel. Je lui ai demandé comment elle se sentait avec ses cicatrices : « Je ne les vois pas », m'a-t-elle répondu. C'est très intéressant, car cela illustre ce que je viens d'écrire : quand on est aligné avec sa décision, avec son choix et qu'on est déterminé, tout se passe bien. Ma patiente était si contente du poids et de la forme de sa « nouvelle » poitrine qu'elle avait intégré psychiquement ses cicatrices.

C'est exactement comme la perte de poids – je parle ici en connaissance de cause. Si on le fait pour quelqu'un, on ne le fait pas pour les bonnes raisons : la motivation va baisser et on va vite se rendre compte que nous ne nous sentons pas forcément mieux ni plus aimé… Cela fonctionne quand l'intention et l'action sont cohérentes.

Ma patientèle m'enseigne aussi qu'il est important d'arrêter de prendre pour argent comptant ce que les autres projettent sur nous, ce que les autres disent de nous (« Tu as un gros nez, c'est dommage », « Tu as des petits seins »). En les écoutant, on se focalise sur ces détails et toutes nos croyances deviennent de fausses vérités. Ma femme me dit toujours : « C'est une question de focus, ton énergie va aller vers l'endroit où tu concentres ton attention. » Par exemple, une patiente m'a dit en consultation : « J'ai les oreilles décollées, c'est pour ça que je suis seule. ». Elle pensait qu'elle n'était pas désirable, aimable, à cause de la forme de ses oreilles.

Tant qu'on ne s'aime pas soi-même, on alimente des peurs. Tout est possible si on casse nos (fausses) croyances.

La chirurgie, une aide pour s'affirmer en tant que soi

Chaque individu a une motivation profonde individuelle, une sensibilité humaine, émotionnelle. Chaque individu se définit selon ses propres critères. Nos histoires sont plurielles, différentes, spécifiques. Ainsi, il n'existe pas d'universalisme dans la représentation de l'être humain et donc des femmes. Le but de ce livre est d'inviter les femmes (mais aussi les hommes !) à réfléchir à leurs modèles, aux injonctions qu'elles ont subies dans l'enfance, au rapport de leur famille au poids, par exemple, pour s'en libérer et trouver leur propre voix, leur vérité.

Quelles blessures portons-nous ?

Il est très intéressant et essentiel de se demander quelles sont les blessures que l'on porte en soi. Quelles sont les peurs qui font que l'on se censure ? Peur du rejet ? Peur du jugement ? Peur de l'abandon ? Peur de ne pas être aimé ? Finalement, quelles sont les blessures d'âme ? Rappelons-nous toujours qu'une blessure peut être visible ou invisible, différente selon les individus. Il existe une véritable relation entre la blessure, la souffrance interne et le rapport à la beauté. J'ai d'ailleurs coécrit un article à ce sujet sur marieclaire.fr : « La dysmorphophobie, ou l'obsession maladive d'être laid », pour évoquer une souffrance intense liée à une image de soi « déformée ».

En savoir + La dysmorphophobie

Trop ceci, trop cela… les raisons de complexer ne manquent pas. La dysmorphophobie est une anxiété face à son image, un rejet de son corps, l'obsession d'une dysmorphie corporelle (une anomalie), caractérisée par une crainte obsédante concernant un ou plusieurs défauts ou imperfections dans l'apparence physique qui ne sont pas observables ou n'apparaissent que très légers aux yeux d'autrui. Les patients souffrants de dysmorphophobie se fixent ainsi sur une anomalie qu'ils pensent existante, avec une idée obsédante : « Mes cuisses sont énormes, difformes, je ne vois que ça, tout le monde ne voit que ça, tout le monde me juge, alors je me diminue, je cache cette anomalie. Jamais je ne trouverai quelqu'un qui m'aime avec de telles cuisses. »

Plus largement, nos blessures se retrouvent au moment où l'on choisit de faire un acte de chirurgie esthétique : « Quelles sont les raisons qui me poussent à franchir le pas ? Quelles sont mes motivations profondes ? Quels sont mes désirs ? Quelles sont mes insécurités ? Est-ce mon choix personnel ou est-ce que je subis une pression sociétale ? Une injonction ? Est-ce que ce choix est conditionné par une peur ? » Comprendre les réelles motivations qui nous poussent à faire de la chirurgie esthétique aide à prendre la décision la plus adaptée, la plus en accord avec nous-même.

Il est nécessaire de réfléchir pour savoir si nos choix, nos décisions et nos envies viennent d'un désir profondément ancré en nous, qui nous procure de la joie, s'ils répondent à des besoins fondamentaux ou bien à des peurs. Le problème survient quand les blessures créent des besoins de suradaptation, car si s'adapter est normal, quand on se suradapte, on oublie nos propres besoins, car on est incapable de s'écouter. Cela nous incite à prendre des décisions tout au long de notre vie qui ne sont pas guidées par ce qui nous procure de la joie, mais par des peurs : amour, acceptation, reconnaissance… Il faut donc revenir à l'amour de soi. Pour renaître, il est primordial d'établir un nouveau contact avec soi-même.

Dans le parcours de chirurgie esthétique, il me semble indispensable de comprendre les défis émotionnels qui peuvent résulter d'une chirurgie et de les accompagner durant tout le parcours du patient (en pré, per et postopératoire). La première consultation permet justement de comprendre les motivations, de voir si les attentes sont réalisables, et les impacts possibles sur la santé mentale du patient. Après l'intervention, il faut assurer un soutien psychologique pour l'aider à s'adapter à sa nouvelle image physique. D'où l'importance d'une collaboration avec les psychologues, psychiatres, psychothérapeutes et les médecines alternatives (acupuncture, hypnose, naturopathie, kinésiologie…) en complément pour l'accompagnement émotionnel du patient.

“ Dans le parcours de chirurgie esthétique, il me semble indispensable de comprendre les défis émotionnels qui peuvent résulter d'une chirurgie et de les accompagner durant tout le parcours du patient. ”

Il est assez rare que ma patientèle regrette le passage à l'acte. Mais c'est le cas justement quand l'indication est mal posée et quand les attentes ne sont pas définies avec le chirurgien au moment de la consultation. Pour conclure, il existe un réel lien entre la psychologie et le désir de faire de la chirurgie esthétique, désir qui va au-delà de la simple amélioration de l'apparence physique. Il est donc indispensable de comprendre que prendre la décision de réaliser des traitements chirurgicaux a des avantages, mais comporte aussi des risques.

Les « pouvoirs » de la chirurgie esthétique

Tous les jours, je reçois des patientes qui viennent pour des modifications de leur silhouette. Pour certaines, c'est difficile : « Pourquoi j'ai cette énorme poitrine qui me pourrit la vie ? Pourquoi moi ? », « Pourquoi mes cuisses se touchent-elles et me font mal ? Alors que je fournis tant d'efforts à la salle de sport ? Pourquoi moi ? » Sans compter que beaucoup d'interventions sont considérées comme des « chirurgies de confort » par la Sécurité sociale, ce qui est comme un coup de poignard dans le cœur des patientes, tant cela est faux, loin de la vérité, de leur vérité. Tant cela ne prend pas du tout en compte les critères psychologiques d'un acte tout sauf confortable.

Pour beaucoup, il y a une réelle envie de retirer les costumes (de mère, de femme, de cheffe d'entreprise, de salariée…) et de se retrouver « en entier » : passer par la chirurgie permet parfois de reconquérir une vraie joie intérieure.

Grâce à la chirurgie, leur estime de soi remonte, petit à petit. Et souvent, elles me disent arriver à mieux aller vers les autres : elles se retrouvent elles-mêmes, se rencontrent « pour de vrai », avant de s'ouvrir aux gens qui les entourent.

> **« Passer par la chirurgie permet parfois de reconquérir une vraie joie intérieure. »**

Une patiente était venue me voir pour un coup d'éclat au visage. Très discrète, d'une grande gentillesse, en début de processus de divorce (elle était victime de violences physiques et psychiques depuis des années), elle souhaitait à 62 ans avoir recours à un lifting cervico-facial avec une chirurgie des paupières. Je l'avais vue deux fois avant la chirurgie. La date opératoire était posée. Quelques jours avant l'opération, j'ai reçu un mail de sa part me disant qu'elle pensait annuler la chirurgie, que « ce n'était pas le bon moment, que son divorce la perturbait ». Je l'ai appelé et nous avons discuté longuement. Pour moi, c'était au contraire le moment. Elle était libre de sa décision. Elle devait reprendre confiance et je savais que la chirurgie l'aiderait. Elle a finalement maintenu sa chirurgie. Elle était non seulement ravie du résultat, mais surtout, elle était en puissance devant son futur ex-mari. Elle s'est battue comme une lionne durant son divorce. Elle était mieux dans sa peau et a aimé pour la première fois son reflet dans le miroir, tellement abîmé par cet homme.

Je pense également à une autre patiente qui avait 38 ans à l'époque (exactement mon âge), mais qui en paraissait quinze de plus. Visage fermé, regard éteint, habillée de manière très sombre, teint terne, poches sous les yeux avec un regard creux, triste. Elle venait pour son regard fatigué, justement. Elle était au chômage depuis un moment, son petit ami l'avait quittée au moment où son activité avait cessé. Elle avait quelques économies, mais son reflet dans le miroir la bloquait. Elle pensait qu'il participait grandement au fait qu'elle ne trouve pas d'emploi ni de compagnon. Elle se sentait dans une spirale « de la lose ». Je l'ai opérée d'une chirurgie des paupières supérieures et inférieures avec retrait de ses poches et un micro lipofilling[35]. Au rendez-vous postopératoire, au moment où Pauline a ouvert la porte de mon cabinet, une femme très différente était là ! Habillée en couleur, un teint plus lumineux, elle me regardait droit dans les yeux… J'avais devant moi une femme qui avait retrouvé sa puissance, sa confiance. Elle avait pris des risques et elle venait de décrocher un nouvel emploi dans une entreprise qu'elle convoitait. Son opération avait participé à l'amélioration de l'image de soi.

“ J'avais devant moi une femme qui avait retrouvé sa puissance, sa confiance. ”

On parle aussi beaucoup des abus chez les célébrités (et il y en a), mais peu des chirurgies bénéfiques pour leur bien-être. Je pense à la chanteuse Katy Perry qui assume le fait d'avoir fait des injections d'acide hyaluronique pour atténuer ses cernes. Ou encore au chanteur Christophe Willem qui assume complètement d'avoir fait de la chirurgie esthétique

35. Injection profonde de sa propre graisse pour combler ses cernes creux, et ajout de nanofat pour corriger la coloration de ses cernes.

pour son nez et des implants capillaires. Il s'est confié dans l'émission *En aparté* en mai 2024 : « J'avais une bosse sur le nez qui m'énervait et que j'ai fait enlever. » Il a expliqué le harcèlement qu'il a subi durant sa scolarité, sur sa voix et son comportement jugés trop « efféminés » : « Le collège a été un enfer où l'on me traitait de sale pédé ». Puis de déclarer : « Je m'accepte plus aujourd'hui. » Enfin, la chanteuse Liane Foly est très honnête sur sa rhinoplastie (chirurgie du nez) et sur des injections d'acide hyaluronique. Elle avait un nez qu'elle jugeait « crochu ». Elle explique le regard des autres pas toujours bienveillant, le jugement. Elle n'a pas hésité à le modifier. « Je n'ai pas honte de mes choix, ils sont aussi la femme que je suis et je les assume. Je fais comme je peux, comme tout le monde, pour atteindre un bien-être fortement désiré », a-t-elle déclaré sur Europe 1, en avril 2023. Et elle admet aujourd'hui : « Je n'avais pas la maturité, peut-être, de m'accepter telle que j'étais et de l'aimer, ce nez. »

“ Pourquoi ne pas considérer la chirurgie esthétique comme une voie possible de réappropriation de son corps ? ”

Pourquoi ne pas considérer la chirurgie esthétique comme une voie possible de réappropriation de son corps ? De renforcement de son identité ? Comme un possible acte de liberté individuelle ?

La chirurgie n'est pas une baguette magique... et comporte des risques !

Pour la grande majorité des femmes et des hommes qui y ont recours, la chirurgie esthétique est une aide pour se réconcilier avec son image. Cependant, il est important de rappeler que cette chirurgie n'est pas et ne sera jamais une baguette magique. Pour qu'elle ait un véritable « pouvoir », il faut que l'alignement entre les désirs réalistes des patients et les réalisations du médecin soit total. De plus, dans certains cas, les abus et les dangers existent, comme j'ai déjà pu en parler dans les chapitres précédents, sur la jeunesse notamment ou avec les pratiques illégales…

Quand le résultat déçoit

Quand une personne n'est pas alignée avec ses envies, la chirurgie est loin d'agir comme on peut l'attendre, c'est-à-dire en permettant une plus grande confiance en soi, un *empowerment* ou une énergie nouvelle. Les conséquences sont alors tout autres.

Je pense à une patiente opérée en Amérique latine d'une rhinoplastie qui est venue me consulter. Elle était déprimée, car elle ne se reconnaissait pas : « Ce n'est pas moi », répétait-elle… alors que le résultat de son opération respectait tous les critères d'un « nez idéal ». Qu'est-ce qui se jouait dans son mental ? Après une longue discussion ensemble, elle m'a avoué qu'elle trouvait son nez plutôt correct avant la chirurgie, il ne la dérangeait pas plus que ça, mais son petit ami de l'époque lui avait suggéré qu'il était un peu trop gros. Elle s'est alors fait opérer pour « lui plaire encore plus ». Malheureusement, le résultat obtenu était douloureux pour elle, car elle ne se reconnaissait pas du tout avec ce nez trop petit à son goût.

Nous nous retrouvons avec la même problématique lorsque certaines femmes décident de se faire refaire la poitrine pour plaire à leurs maris, ou parce que ces derniers ont eu des liaisons ou vivent une seconde jeunesse avec d'autres femmes (souvent plus jeunes)... Les résultats ne sont jamais à la hauteur de leurs attentes... Parce qu'encore une fois, ces patientes ne sont pas en accord avec leur désir véritable, et leur poitrine n'est évidemment pas le problème. Même si, techniquement, le résultat est magnifique, leur nouvelle apparence peut leur être insupportable. Tant que l'opération n'a pas eu lieu, il est impossible de savoir à l'avance son impact sur la patiente. D'où, et je me répète, l'extrême importance de la consultation en préopératoire. Il ne faut jamais oublier que ce qui est primordial, c'est le regard que la femme porte sur elle-même : est-ce que cette volonté de changement signe une envie, une renaissance ou est-elle accompagnée d'une sensation de dégradation ?

Les cicatrices peuvent également poser un problème aux personnes opérées. Alors que les cicatrices de césarienne programmée sont souvent bien acceptées par les femmes, car la naissance est un souvenir heureux, la même cicatrice, dans le cadre d'un accouchement traumatique, d'urgence, est beaucoup moins bien reçue. Tout comme les cicatrices liées au cancer... Je me souviens ainsi d'une patiente qui avait une cicatrice de toute petite taille au niveau du front, qui la gênait énormément. Il ne faut jamais porter de jugements en tant que chirurgien. Je ne me dis jamais qu'un complexe est injustifié. Cette cicatrice était le souvenir d'un événement dramatique pour elle. Elle voulait la faire « disparaître à tout prix », ce qui n'était pas réalisable. Aucun traitement chirurgical ou médical n'aurait pu la satisfaire, sans soigner cette blessure psychique liée au traumatisme et donc à la cicatrice. J'opère uniquement les patientes lorsque je juge qu'il peut y avoir un bénéfice, quand l'indication est bonne. Grâce à mon intuition et mon expérience, je suis sensibilisé à cette facette de mon métier et aux aspects psychologiques de mes interventions. Elle a accepté d'entamer un parcours de soins holistique (nous l'avons adressé à une masseuse pour l'aider à masser, à toucher cette cicatrice, ainsi qu'à une psychologue) qui l'a aidée à mieux l'accepter, à accepter son histoire. À ce jour, elle la vit beaucoup mieux. Sans aucun traitement chirurgical.

L'état psychologique du patient en préopératoire est tout aussi déterminant que son état de santé. En effet, des études scientifiques montrent qu'un déficit en sérotonine et dopamine peut être à l'origine d'un échec dans la prise en charge d'un patient. Un déficit de ces neuromédiateurs entraîne une logique de non-réussite, de difficulté à s'adapter au changement, un état d'anxiété et de dépression, une baisse dans l'estime de soi, un niveau de stress important[36]. D'où l'importance de la première consultation pour évaluer l'état mental et physique du patient, et l'importance de consulter un psychologue ou un psychiatre avant la chirurgie.

Enfin, dans certains cas, les patients ne sont pas plus en paix avec eux-mêmes suite à une chirurgie. C'est le cas des femmes qui ont mal mesuré l'impact d'une transformation sur leur visage ou leur corps. La déception est toujours possible après un acte chirurgical esthétique. Parfois, la confrontation avec le réel est difficile, car ces femmes sont en quête d'une réparation de leur histoire personnelle. Or, une intervention ne peut pas réparer les plaies profondes en un coup de bistouri. C'est un processus de travail sur soi sur le long terme. Il n'en reste pas moins qu'à partir du moment où les femmes se sentent en harmonie avec elles-mêmes, et qu'elles sont heureuses de leur choix, du résultat, elles changent leur regard personnel sur qui elles sont et se comportent de la manière dont elles se sentent : épanouies, heureuses, avec plus d'élan de vie, de joie, d'enthousiasme, en harmonie avec elles et le monde… et finalement, c'est tout ce qui compte ! Ce changement de regard sur soi impacte le regard que

« Une intervention ne peut pas réparer les plaies profondes en un coup de bistouri. C'est un processus de travail sur soi sur le long terme. »

36. Roland Marquet, « Intérêt du statut des neuromédiateurs dans la pratique de la médecine esthétique », Association française de médecine esthétique et anti-âge, afme.org, 2020.

portent les autres sur nous. La chirurgie et son résultat vis-à-vis du monde vont finalement dépendre de la manière dont la patiente opérée va vivre son expérience chirurgicale.

En savoir + **La déception du chirurgien**

Eh oui, elle existe aussi, mais dans ce cas, elle est bien moins problématique. Effectivement, en toute honnêteté, je trouve parfois le résultat décevant de mon point de vue de chirurgien, alors que le patient est ravi des bénéfices esthétiques, fonctionnels et psychologiques de son intervention. Ce qui montre bien que le patient est le seul qui peut apprécier la réussite d'une chirurgie : cette dernière n'a pas seulement touché à son apparence, elle a également renforcé l'estime de soi (le patient est moins dans le doute). Comme ces personnes se sentent « libérées » d'un complexe, elles se comportent de manière plus libre, modifient leur comportement et avancent plus facilement dans leur vie. La chirurgie esthétique permet cette défocalisation du complexe, le changement de regard qu'on porte sur soi. On s'autorise tout simplement à vivre.

Les risques de la chirurgie esthétique

Tout acte médical comporte un risque, lié à l'anesthésie ou à l'acte chirurgical en lui-même. Le risque zéro n'existe pas. C'est pourquoi il est important d'être bien informé avant d'envisager une intervention chirurgicale. Le chirurgien est tenu de vous expliquer les risques possibles et les complications. Tous les risques opératoires doivent être expliqués durant la consultation, de manière claire, détaillée et non minimisée, et vous devez recevoir par le chirurgien les fiches d'informations de la Société française de chirurgie plastique, reconstructrice et esthétique sur l'intervention souhaitée.

Les risques liés à l'anesthésie seront quant à eux expliqués lors de votre consultation avec l'anesthésiste.

Comme toute intervention chirurgicale, il existe des complications opératoires plus ou moins importantes selon le type de chirurgie. On peut distinguer les risques généraux et les risques plus spécifiques selon le type d'intervention.

Voici une liste non exhaustive des risques possibles liés aux anesthésies, même si les techniques utilisées aujourd'hui sont fiables :

- des complications liées à l'anesthésie locale (quand on désensibilise une zone précise). Il peut s'agir d'un hématome au point de ponction. Il se résorbe tout seul, spontanément. Une douleur au niveau de la zone anesthésiée peut survenir, elle part en général rapidement. Une syncope vagale avec sensation de malaise, sueurs, pâleur, etc., peut aussi avoir lieu. Même si l'anesthésie locale comporte des risques, ils sont exceptionnels en pratique ;
- des complications principales liées à l'anesthésie générale (quand le patient est complètement endormi), qui sont rares. L'allergie est la complication la plus grave. Des nausées et vomissements peuvent survenir au réveil. Des maux de gorge peuvent arriver, liés à l'intubation (introduction dans la trachée ou gorge d'un dispositif qui vous permettra d'assurer votre respiration pendant tout le temps de l'anesthésie). En général, ils disparaissent en quelques jours. Toutes les dispositions sont mises en place pour prévenir et traiter de manière optimale

ces possibles complications. Les autres risques sont liés spécifiquement au type de chirurgie que vous allez avoir ;

- des complications liées à l'anesthésie locorégionale (on anesthésie directement le nerf sur une zone ciblée afin de n'endormir que la partie du corps sur laquelle se déroulera l'opération). Peuvent survenir principalement des maux de tête, des douleurs au niveau du point de ponction, une paralysie transitoire de la vessie.

Évidemment, on retrouve aussi des complications liées à la chirurgie en elle-même :

- le risque d'infection. Il existe pour n'importe quelle chirurgie. L'infection est dans la grande majorité des cas sans gravité et bien traitée ;
- le risque de saignement. Une intervention chirurgicale peut entraîner des ecchymoses (bleus) pendant 15 jours à 3 semaines après l'intervention. Le saignement peut parfois entraîner un hématome (saignement interne). Dans ce cas, une reprise au bloc peut être nécessaire pour l'évacuer et coaguler le vaisseau responsable du saignement. C'est une situation très bien gérée par le chirurgien ;
- le risque d'épanchement lymphatique (sérome). Il s'agit d'une collection de lymphe sans gravité, qui est ponctionnée au cabinet si elle survient. Souvent, en chirurgie, on décolle les tissus, donc on crée un espace mort, et la nature n'aimant pas le vide, elle peut fabriquer de la lymphe pour le remplir ;
- les risques thromboemboliques (phlébite, embolie pulmonaire). Ces risques sont exceptionnels, car des

mesures de prévention (injections d'anticoagulants, port de bas de contention, par exemple) sont recommandées dans certaines indications opératoires ;
- le risque de perte de la sensibilité au niveau de la zone opérée, le plus souvent temporaire. Elle dure quelques semaines à quelques mois.

Les risques de la cicatrisation ne sont pas non plus à négliger : une chirurgie implique obligatoirement une incision et donc une ou des cicatrices. Il faut savoir que la maturation cicatricielle est de 1 à 2 ans, c'est-à-dire que la cicatrisation prend du temps. On dit qu'une cicatrice est mature 1 à 2 ans après l'intervention. Il est impossible de maîtriser la cicatrisation. Il arrive parfois qu'elle ne se passe pas comme prévu. En effet, les troubles de la cicatrisation surviennent de manière aléatoire. Dans certains cas, la cicatrice peut rester rouge, être boursouflée : on parle alors de cicatrice hypertrophique, voire chéloïdienne, une cicatrisation pathologique. Il existe des traitements pour l'améliorer. Le dialogue avec votre chirurgien est primordial pour accompagner les problèmes de cicatrisation. Dans la grande majorité des cas, cela finit par rentrer dans l'ordre, mais il faut parfois discuter d'une possible reprise chirurgicale de la cicatrice à distance de l'intervention. La plupart des reprises chirurgicales peuvent se faire sous anesthésie locale.

Pour finir, les imperfections de résultat sont aussi un risque à évaluer. Il faut avoir conscience de la subjectivité du résultat. Le résultat peut être très satisfaisant pour le chirurgien, mais pas pour le patient et/ou son entourage. Même quand le chirurgien est très compétent et rigoureux, le résultat d'une opération sera toujours objectif (avec des critères objectifs définis par la médecine), mais aussi subjectif dans la perception. D'où l'importance de bien définir vos attentes avec votre chirurgien avant l'intervention et que le projet se construise à deux afin d'éviter un malentendu sur le résultat à atteindre.

À noter que chaque type d'intervention (prothèses mammaires, bodylift, rhinoplastie, lifting...) a ses risques spécifiques. Il est important aussi pour moi de rappeler que le patient a sa pleine responsabilité dans la bonne observance des consignes pré et postopératoires.

Après une complication ou une insatisfaction, je recommande de retourner voir son chirurgien pour discuter des solutions possibles. Dans l'idéal, il faut maintenir un dialogue avec son praticien et ne pas le rompre. Une complication post-chirurgie peut arriver. Il est assez rare que le praticien ne gère pas les suites opératoires de ses patients. Mais, parfois, certaines personnes n'ont plus confiance et consultent un autre médecin, car leur souffrance est physique tout autant que morale.

Je le répète donc, la chirurgie esthétique comporte des risques, mais s'ils surviennent, ils sont dans la grande majorité des cas très bien pris en charge. D'ailleurs, la prise en charge de chaque patient doit être totalement personnalisée. Un rapport de confiance avec la personne opérée est indispensable ainsi qu'une grande disponibilité de la part du chirurgien. C'est un véritable travail d'équipe. La chirurgie esthétique nécessite un savoir-faire unique, qui comporte l'art de l'esthétique, une extrême rigueur scientifique avec la maîtrise des techniques les plus sophistiquées et – pour moi un élément essentiel, qui n'est cependant pas toujours acquis – une empathie développée afin de comprendre la patientèle et de l'accompagner au mieux.

L'abus de chirurgie

Va-t-on parfois trop loin en chirurgie esthétique ? La frontière entre une chirurgie raisonnable et déraisonnable est parfois mince. La chirurgie esthétique n'est pas un moyen surnaturel, une technique « miraculeuse » pour modifier de manière sensationnelle le corps ou le visage et le dénaturer, en donnant l'illusion que tout est possible et que la maîtrise du corps n'a pas de limites. Pour moi, ce n'est pas le but de notre pratique. L'ambition de notre profession est de magnifier notre patientèle, de la manière la plus naturelle possible, en tenant compte de l'anatomie et de la singularité de chaque individu. On peut logiquement se poser la question de savoir dans quelle mesure ces pratiques abusives participent à l'obsession de la perfection. Peut-on parler de chirurgie transgressive ?

> « L'ambition de notre profession est de magnifier notre patientèle, de la manière la plus naturelle possible, en tenant compte de l'anatomie et de la singularité de chaque individu. »

Connaissez-vous la technique RibXcar ? C'est un remodelage des côtes dans le but d'affiner la taille. C'est une technique de remodelage par fracturation des côtes (costectomie) guidée par ultrasons. Sans critiquer les chirurgiens qui le pratiquent, il me semble que c'est « trop ». Cette opération me gêne conceptuellement. Et justement, la frontière n'est-elle justement pas d'en faire trop ?

Me vient aussi en tête l'abdominal Etching (gravure abdominale ou liposuccion haute définition), une intervention chirurgicale dont le but est d'obtenir un ventre d'athlète (les fameuses tablettes de chocolat) en redéfinissant le V des muscles obliques, les muscles abdominaux et les muscles pectoraux, en dessinant des reliefs musculaires abdominaux et pectoraux par lipoaspiration. Pour résumer, l'idée est de laisser des quantités de graisse dans des zones spécifiques et de lipoaspirer de manière agressive entre chaque muscle afin d'obtenir l'apparence naturelle des muscles abdominaux. C'est un effet trompe-l'œil. Or, n'oublions pas que le patient va inévitablement vieillir. Comment cela va-t-il évoluer ? La chirurgie recrée une nouvelle forme physique, mais je m'interroge sur la façon dont le patient s'identifie dans cette grande transformation du corps, comment il peut se reconnaître dans cette toute nouvelle image de lui-même. Embellir la silhouette pour l'affiner quand il y a un excédent de graisse, oui, mais faire des liposuccions superficielles agressives, où l'on crée des adhérences pour marquer les reliefs, cela me laisse dubitatif sur l'avenir de l'évolution de cette pratique. Sommes-nous avec ces procédures esthétiques dans une sorte de sculpture fantasmée sur un corps vivant, où nous pourrions modeler sans limites le corps humain, glorifiant ainsi le culte du corps parfait ? On modifie la silhouette de manière radicale, on la métamorphose en dépassant largement le « simple » embellissement d'un complexe.

Je pense aussi à la canthopexie, popularisée sous le nom de « fox eyes » ou « cat's eyes », une chirurgie esthétique dont le but est d'étirer le bord externe des yeux pour obtenir un œil en forme d'amande et ainsi féminiser le regard, le rendre « fatal ». Changer l'obliquité du regard pour avoir des yeux de chat me paraît déraisonnable. On change l'anatomie, on change la forme du regard et ce n'est pas dénué de risque. En Asie, certaines femmes tentent d'ailleurs de s'occidentaliser en se débridant les yeux afin de modifier ce trait physique jugé inesthétique, un obstacle dans leur vie.

J'ai une ligne de conduite claire dans ma pratique : lorsque la demande me paraît déraisonnable et défie les lois de la nature, je ne franchis pas la limite. Or, nous l'avons vu précédemment, à cause des réseaux sociaux et des filtres qui effacent les défauts, les patientes sont dans une recherche de perfection sans fin et sont de plus en plus demandeuses. Elles ont de plus en plus d'attentes et j'ai malheureusement le sentiment que les techniques évoluent dans le sens des réseaux sociaux en allant toujours plus loin.

« J'ai une ligne de conduite claire dans ma pratique : lorsque la demande me paraît déraisonnable et défie les lois de la nature, je ne franchis pas la limite. »

Prenons l'exemple de la liposuccion, parce qu'elle est l'une des chirurgies les plus réalisées dans le monde. Au début de son invention en 1977, on faisait une lipoaspiration d'une heure. La technique était « simple », fiable, peu risquée, avec un temps de bloc maîtrisé, et les patientes étaient ravies. Aujourd'hui, on associe plusieurs techniques pour aller toujours plus loin : laser + liposuccion (liposuccion par ultrasons), rénuvion + liposuccion (combinaison de radiofréquence avec du gaz), et la liposuccion dure plusieurs heures. Nous sommes dans un contexte de haute définition, mais avec un temps opératoire plus long, des risques opératoires plus importants… et surtout, nous n'avons pas le recul nécessaire pour savoir comment tout cela va vieillir. J'apporte ici de la nuance sur ce nouvel engouement, car ces associations de techniques ne sont pas la demande de tous les patients. Certains ont pour projet de réduire leur masse graisseuse excédentaire de manière naturelle et ne cherchent pas forcément à obtenir une silhouette athlétique avec des muscles marqués…

À mon sens, l'idée d'une lipo est de faire une lipoaspiration profonde, de laisser une épaisseur superficielle homogène pour éviter les vagues, la peau d'orange… afin d'éviter les déformations et les complications. Tout est une question de dosage. Or, aujourd'hui, j'ai l'impression que lorsque l'on propose « juste » une lipo, on est *has been*. C'est une nouvelle ère pour la chirurgie esthétique, devant laquelle je reste circonspect. C'est la même chose avec les dérives des injections : il y a de plus en plus de bouches surgonflées, de pommettes surinjectées… alors que plus on en fait,

En savoir + Le Barbie Botox

Depuis la sortie du film *Barbie* en 2023, nous faisons face à une nouvelle demande : le « Barbie Botox ». Le but est de ressembler à la fameuse poupée Mattel, à l'aide d'un traitement esthétique qui consiste à allonger le cou de la patiente et à affiner ses épaules en offrant une apparence plus fine (associée à l'image impeccable de la poupée Barbie), grâce à des injections de Botox au niveau du muscle du trapèze, à la base du cou et dans le muscle des épaules. Il ne s'agit pas d'une chirurgie, mais d'injections. Il était déjà possible de se faire injecter du Botox dans les trapèzes pour les personnes ayant des tensions musculaires intenses, des migraines chroniques ou des spasmes musculaires. Cette pratique est alors thérapeutique. Les personnes transgenres y ont également aussi parfois recours pour affiner leur cou et peaufiner leur transition physique. Désormais, cette technique est détournée de son utilisation première.

Cette pratique m'inquiète d'un point de vue médical, mais aussi à cause du message qu'elle véhicule auprès des jeunes. Elle est déraisonnable et dangereuse. Je n'ai heureusement professionnellement eu aucune demande comme celle-là dans mon cabinet. Pourquoi est-ce dangereux d'injecter de la toxine botulique dans cette zone ? Parce que le cou est une zone fonctionnelle et que le trapèze sert à maintenir la tête droite, à la mobiliser, à hausser les épaules... Donc, même si les injections ne concernent que la partie supérieure du muscle, il peut y avoir des effets indésirables sur ses fonctions. Si la dose est mal gérée ou injectée au mauvais endroit, si la neurotoxine migre du site d'injection d'origine et affecte la connexion nerveuse des muscles autour, il est possible de paralyser complètement le muscle parce que l'injection a alors un rôle de myorelaxant, de relaxant musculaire. Le patient peut aussi avoir des difficultés pour tenir correctement sa tête avec un cou affaibli, ce qui altère la respiration.

Le but de cette technique est de se conformer de nouveau à des standards de beauté irréalistes. Pourtant, le film *Barbie* de la féministe Greta Gerwig avait pour objectif de dénoncer les standards de beauté complètement impossibles de la poupée Barbie. Le message aurait-il été mal compris ?

plus cela vieillit l'apparence ! Nous ne sommes alors plus dans l'embellissement du naturel, mais dans de l'artificiel et cela n'a rien d'esthétique pour moi.

Je ne porte aucun jugement sur mes confrères qui pratiquent ces techniques. Je ne me permettrais pas de parler de « déviance esthétique », mais je m'interroge sur le sens de ces pratiques, dans un contexte social en pleine mutation. La chair est désormais pour certains comme un objet d'expérimentation avec des méthodes pour lesquelles nous manquons parfois du recul nécessaire. Le corps n'est pas pour moi un temple de l'espoir. Il y a dans toute chirurgie un processus de réappropriation de son corps. Or, les chirurgies qui défient les lois naturelles de manière exacerbée rendent à mon sens ce processus difficile. Le risque pour le patient est de ne pas se reconnaître avec ses nouveaux traits totalement transformés, en risquant une véritable crise identitaire. Il peut aussi finir dans une recherche obsessionnelle de perfection sans fin grâce à des techniques « miraculeuses ». Allons-nous vers un engrenage d'un esthétisme irréprochable qui défierait toutes les lois, où le chirurgien esthétique serait le pygmalion qui modèlerait la patiente à l'infini ? Le corps possède ses limites, la chirurgie esthétique aussi.

Conclusion

La chirurgie esthétique suscite toujours autant de polémiques violentes, dans un même rejet des « femmes-objets » qui font le choix de passer à un moment de leur vie par la chirurgie ou la médecine esthétiques. Les critiques se concentrent sur une prétendue aliénation sociale, renvoyant aux fondements patriarcaux. Les injonctions sont assez paradoxales : d'un côté, on insiste sur le fait qu'il ne faut pas utiliser la médecine moderne quand on avance en âge au risque de passer pour « superficielle » ; de l'autre, la femme qui ne prend pas soin d'elle se « laisse aller ».

Où est la bonne place ? La tyrannie de l'apparence est partout et que les femmes fassent de la chirurgie esthétique, ou pas, elles sont jugées et stigmatisées de la même manière, soumises à un ensemble d'exigences imposées sur leurs corps. Elles ont l'obligation d'être belles, mais sont en même temps traitées de narcissiques si elles s'intéressent trop à leur beauté ; doivent se conformer aux normes de beauté issues de nos conditionnements sociaux sans montrer les efforts et artifices nécessaires, pour que le résultat paraisse « naturel »…

“ La tyrannie de l'apparence est partout et que les femmes fassent de la chirurgie esthétique, ou pas, elles sont jugées et stigmatisées de la même manière. ”

Il est aussi important de mentionner un autre élément duplice de la chirurgie et de la médecine esthétiques :

leur intérêt visible et invisible. Les techniques actuelles peuvent donner l'impression que tout est possible. Or, l'illusion du miracle esthétique est dangereuse, et imaginer que la médecine peut tout faire comporte un risque. C'est souvent l'ignorance des techniques chirurgicales qui pousse les individus à simplifier une médecine pourtant extrêmement complexe. Considérer que la médecine esthétique a un pouvoir magique engendre un danger de focalisation uniquement sur les objectifs « physiques » des patients en oubliant leur dimension humaine, le corps émotionnel. Les progrès de la médecine sont nuisibles s'ils réduisent l'être humain à l'état de cobaye. Au bloc, je n'ai pas une baguette magique de sorcière, mais bien un bistouri, qui ouvre la chair et laisse des marques avec des cicatrices plus ou moins visibles, qui disparaîtront plus ou moins rapidement.

Contrairement à ce que beaucoup aiment à penser, la démarche des personnes ayant recours à la chirurgie esthétique n'est jamais anodine. Elle dissimule parfois un malaise plus profond et multifactoriel, dépassant la simple gêne esthétique. La guérison est alors à deux niveaux : celui du corps et celui de l'esprit. Traiter uniquement le paraître sans prendre en considération le mal-être du patient aboutirait à un échec. Cette vision globale de la chirurgie esthétique a pour objectif de rétablir une harmonie entre le physique et le psychique, et de redonner confiance en soi, d'abreuver le mental et le cœur des patients d'une abondante et généreuse énergie d'amour, toujours dans le respect de l'authenticité et de l'individualité.

À mon sens, il faut beaucoup de courage pour ouvrir le placard de ses émotions à un inconnu. Les émotions sont toujours des messagères. Il faut posséder une grande force pour avoir confiance en elles, les sentir (sans jugement) et leur donner de la place, pour plonger dans ce travail de radoucissement de soi et se permettre d'aller vers la guérison en apprenant à s'aimer encore plus fort. Je suis très reconnaissant d'être avec ces personnes sur ce chemin vulnérable, et de les voir évoluer au fur et à mesure de ce voyage, qui continue bien évidemment après la chirurgie – le début du processus. Participer à ce processus avec les patients et voir leur joie, leur bonheur après l'ablation des pansements et la libération du complexe, justifie mon action. Je suis vraiment heureux de vivre cela.

« Les émotions sont toujours des messagères. Il faut posséder une grande force pour avoir confiance en elles. »

Notre rapport à notre corps est fait d'histoires intimes, de parcours de vie dont les hauts et les bas, les grands huit aux boucles non homologuées, les tournis en haut des falaises, les calmes et les tempêtes fondent une beauté singulière. Pourtant, il est des marques, des cicatrices, des formes, des plats… que l'on n'accepte pas. Qui est alors apte à juger de ce qui relève de l'esthétique pure ? Une patiente qui présente une hypertrophie mammaire avec bonnet F (avec douleurs dorsales, gênes fonctionnelles, gênes à l'habillement, gênes dans son intimité…) relève-t-elle de l'esthétique ou de la réparation ? Une patiente présentant une hypotrophie mammaire avec bonnet mammaire inférieur à A relève-t-elle de l'esthétique ? Une patiente qui, à travers son nez, repense sans cesse à ce lien de filiation douloureux, ou une patiente n'étant plus en phase avec son reflet dans le miroir et ce qu'elle est, relèvent-elles de l'esthétique ? Est-ce qu'une personne ayant perdu beaucoup de poids qui a recours à de la chirurgie pour ses séquelles d'amaigrissement a un motif plus « valable » qu'une personne souhaitant une autre chirurgie ? Qui est juge de cela ? Qui détermine ce qui relève du « confort » ou de la réparation ? Et d'ailleurs, une réparation n'est-elle que physique ? En somme, une personne qui fait de la chirurgie esthétique est-elle moins respectable que celle qui n'en fait pas ? Est-elle inférieure aux autres quand elle décide de se faire opérer ? A-t-elle moins de valeur, d'intégrité ?

Ces propos tenus par certaines féministes, mais aussi par beaucoup d'autres femmes (et d'hommes), manquent terriblement de nuance… Je les trouve très durs et ce, malgré tout le respect et l'admiration que j'ai pour ces personnes. Il me semble que nous ne sommes pas là pour séparer les femmes et il est dommage d'assister à leur désolidarisation. Il y a autant de vérités que d'êtres humains, et personne ne peut juger de la douleur d'autrui (qu'elle soit visible ou invisible). Personne ne sait ce qui se passe dans les profondeurs de l'âme. Chirurgie de luxe ou de réparation, il n'y a pas de vrai ou de faux, il y a des personnes qui souffrent.

« Il y a autant de vérités que d'êtres humains, et personne ne peut juger de la douleur d'autrui. »

Parfois, en modifiant l'apparence, la chirurgie ou la médecine esthétiques vont transformer la réalité des personnes en souffrance et leur permettre de mieux s'assumer. Elles apaisent le corps et l'âme.

Je me sens toujours réticent devant les jugements de valeur, avec cette idée qu'il existerait un bon usage de la médecine et de la chirurgie esthétiques, et un mauvais. La tolérance est notre SEULE vérité. Le bon usage est déclaré comme tel par la personne opérée. Elle est la seule juge. Et surtout, ce qui est valable pour les uns ne l'est pas pour les autres. Soyons ouvert d'esprit, bienveillant, respectueux des autres et de leurs désirs profonds !

Aux personnes qui se sentent légitimes,
À celles qui doutent,
À celles qui ont peur,
À celles qui laissent des ondes lumineuses après leur passage,
À celles qui se diminuent,
À celles libres et authentiques,
À celles qui sont timides,
À celles qui cultivent la joie,
À celles mal dans leur « peau »,
À celles qui ne se sentent pas assez,
À celles qui se sentent trop,
À celles puissantes et magnétiques,
À celles qui rient fort,
À celles qui assument pleinement leur lumière,
À celles qui connaissent le sens profond de l'*empowerment*,

À celles qui acceptent que l'imperfection soit leur vraie nature,

À celles qui ne s'excusent pas d'exister,

À celles qui ont retrouvé l'espoir grâce à la chirurgie esthétique…

À vous, à tout le monde, car nous sommes individuellement toutes ces personnes à un moment de notre vie. Il faut embrasser toutes nos nuances, se donner la permission d'explorer toutes les parts de notre être telle une boule à facettes pleine de miroirs, se découvrir dans toutes nos dimensions et les incarner.

Le monde a besoin de toutes ces femmes, de tous ces hommes, de tous ces êtres.

À l'écriture, qui nous a donné le souffle infini.

Quel beau voyage !

Prenez soin de vous !

Chaleureusement,

Dr Petit & Pauline

GLOSSAIRE

A

ACIDE HYALURONIQUE

Molécule naturellement présente dans l'organisme ayant des propriétés hydrophiles (attirant l'eau). Les injections d'acide hyaluronique au niveau du visage font partie des actes de médecine esthétique les plus pratiqués dans le monde. Le vieillissement se traduit non seulement par un vieillissement cutané du visage avec l'apparition de rides et de ridules, mais aussi par un vieillissement structurel responsable de l'apparition de sillons (naso-géniens, plis d'amertume), d'une moins bonne définition des contours, ainsi que d'une perte de volume des tissus mous du visage.

L'acide hyaluronique est donc un produit de comblement de synthèse dont les objectifs principaux sont :

- d'estomper les rides, ridules et sillons ;
- de redéfinir les contours du visage ;
- de redonner du volume au visage ;
- de réhydrater et revitaliser la peau.

AMBULATOIRE

Mode d'hospitalisation qui consiste à ne rester à l'hôpital que la journée. L'entrée se fait en général tôt le matin et la sortie vers 19 heures. Cela nécessite d'être accompagné par un proche pendant l'hospitalisation et le soir à la maison.

ANTICOAGULANT

Médicament qui diminue la coagulation du sang, évitant ainsi la formation de caillots dans les vaisseaux sanguins. La prévention après la chirurgie (prophylaxie) peut réduire le risque de caillots veineux postopératoires.

AUGMENTATION DES FESSES PAR LIPOFILLING

Intervention très populaire aux États-Unis et en Amérique latine, aussi connue sous le terme de *Brazilian buttock lift*, consistant à utiliser les propres réserves de graisse du patient afin d'augmenter le volume de ses fesses. Cette intervention permet véritablement de sculpter la silhouette, avec des résultats naturels. La lipoaspiration associée du contour des fesses permet de mettre en valeur leur forme et de sublimer les courbes.

AUGMENTATION DES FESSES PAR PROTHÈSES

Opération qui consiste à augmenter le volume des fesses avec des prothèses placées dans les muscles grands fessiers et à améliorer leur galbe. Certaines patientes sont gênées par le manque de projection de leurs fesses, qu'elles trouvent trop masculines. L'augmentation des fesses par prothèses est une intervention qui commence à se démocratiser en France, alors qu'elle est déjà devenue incontournable en Amérique latine au fil des années.

AUGMENTATION MAMMAIRE

Opération de chirurgie mammaire qui permet d'augmenter le volume des seins et d'améliorer leur galbe, mais aussi d'harmoniser la silhouette (meilleure proportion entre le haut et le bas du corps chez certaines patientes). L'augmentation mammaire par prothèses peut être réalisée dès la fin du développement mammaire.

AUGMENTATION MAMMAIRE PAR LIPOFILLING

Technique qui consiste à réinjecter la propre graisse de la patiente dans ses seins afin d'en augmenter le volume. Cette intervention de lipofilling mammaire à visée esthétique est autorisée en France depuis 2011 par la Société française de chirurgie plastique. Elle permet d'obtenir des résultats naturels sans implant mammaire et de remodeler la silhouette dans le même temps opératoire. L'augmentation mammaire par injections de graisse est une opération des seins qui peut être réalisée dès la fin du développement mammaire.

→ B

BLÉPHAROPLASTIE

Intervention chirurgicale du visage qui a pour objectif d'atténuer les signes du vieillissement et de rajeunir le regard sans pour autant en changer l'expression. Cette opération permet de traiter les excédents cutanés et les poches autour des yeux, sans modifier leur forme ni leur taille.

BODYLIFT

Chirurgie qui a pour but de supprimer les excédents graisseux et cutanés au niveau du tiers moyen du corps (ventre, hanches, dos et fesses). Cette technique, sur laquelle j'ai réalisé ma thèse, est aussi appelée lipectomie abdominale circulaire. Après une perte de poids importante suite à un régime ou une chirurgie bariatrique, un important relâchement cutané peut être constaté, notamment au niveau du tronc, où cet excès cutané peut s'avérer incommodant.

Il existe ainsi trois bodylifts différents :

- le bodylift supérieur, qui permet de traiter l'excédent cutanéo-graisseux au niveau du haut du dos et des flancs, au-dessus de la taille ;
- le bodylift inférieur, pour traiter les excédents cutanéo-graisseux au niveau de la partie inférieure de la taille ;
- le bodylift latéral, qui intervient pour le traitement du volume de la partie basse du corps. Il permet d'harmoniser la silhouette. Cette intervention est assez peu connue en France, mais permet d'apporter un traitement plus efficace chez les patients présentant une disproportion entre le haut et le bas du corps, relativement plus large.

BOTOX

Toxine botulique qui bloque l'émission d'un neurotransmetteur (acétylcholine), au niveau de la jonction neuromusculaire, ce qui empêche la contraction musculaire. Le Botox permet donc la relaxation du muscle injecté.

Les injections de Botox (toxine botulique) constituent une technique de médecine esthétique incontournable, dont les objectifs principaux sont de :

- diminuer la visibilité des rides et des ridules au repos ;
- diminuer les rides d'expression lors de la mimique ;
- prévenir le vieillissement structurel du visage (en diminuant le tonus de repos des muscles de la mimique du visage) ;
- corriger les éventuelles asymétries au niveau du visage (en rapport avec des déséquilibres de la force de contraction entre certains muscles).

→ C

CHÉLOÏDE

Cicatrisation pathologique. La cicatrisation chéloïdienne est une forme de cicatrice résultant d'une excroissance du derme au niveau d'une blessure guérie. Elle est plus fréquente chez les patients dont la peau est foncée.

CHIRURGIE BARIATRIQUE OU CHIRURGIE DE L'OBÉSITÉ

Chirurgie reconstructrice ou réparatrice après une période d'obésité. Elle permet de réparer les séquelles causées par un amaigrissement massif ou une perte de poids massive : excès de peau (bras, cuisses, ventre), seins tombants.

CHIRURGIE DERMATOLOGIQUE

Spécialité chirurgicale à part entière permettant de retirer des lésions de toute nature, allant de la lésion cutanée bénigne aux cancers cutanés. Cette chirurgie est en plein essor du fait de l'incidence croissante des cancers cutanés, les plus fréquents en France.

CHIRURGIE ESTHÉTIQUE

Ensemble de techniques permettant d'améliorer la silhouette ou le visage par une intervention chirurgicale. Il existe une multitude d'interventions chirurgicales esthétiques.

CICATRICE HYPERTROPHIQUE

Cicatrice pathologique, le plus souvent après une intervention chirurgicale ou une brûlure. Elle se forme quand le processus de cicatrisation va au-delà de ce qui est nécessaire pour réparer la peau endommagée, d'où cet aspect bombé à la surface de la peau. Elle peut être rouge, rose ou violacée, souvent avec une texture irrégulière, et provoquer un prurit (envie de grattage).

→ D

DERME

Couche profonde de la peau située entre l'épiderme et le tissu graisseux sous-cutané.

DIASTASIS

Écartement excessif des muscles grands droits de la paroi abdominale sans rupture de continuité, responsable d'un aspect de « petit ventre ».

DOPAMINE

Messager chimique permet-tant la circulation d'informations entre certains types de neurones. Elle joue un rôle essentiel dans le mouvement, la motivation, le plaisir et la récompense.

DYSMORPHIE

Trouble dysmorphique du corps connu sous le nom de dysmorphophobie. Il s'agit de la peur de quelque chose qui ne va pas avec son corps. La personne est obsédée par des défauts perçus dans son apparence, à tel point que cela lui cause des problèmes dans sa vie quotidienne.

→ E

ECCHYMOSE

Présence de sang dans les tissus de la peau qui lui donne un aspect bleuté (bleu).

EMBOLIE PULMONAIRE

Obstruction d'une artère pulmonaire ou de l'une de ses branches, en général par un caillot de sang. Lors de l'alitement à la suite d'une opération, le corps bouge moins donc le sang circule beaucoup plus lentement dans les veines, ce qui augmente le risque de formation de caillots.

EMPOWERMENT

Mot anglais traduit en français par l'articulation de deux dimensions, l'autonomisation ou pouvoir d'agir et le processus d'apprentissage pour y accéder. C'est la capacité de l'individu et du collectif à s'impliquer dans les décisions qui les concernent.

ENTENTE PRÉALABLE

Procédure administrative qui consiste à demander à la Sécurité sociale une autorisation de remboursement pour une intervention chirurgicale. Seules certaines interventions y sont éligibles. L'entente préalable se présente sous la forme d'un formulaire rédigé par le chirurgien au cours de la consultation. Après réception par l'Assurance maladie, elle est en général suivie d'une consultation sur rendez-vous avec le médecin-conseil qui statue sur sa validation.

ÉPIDERME

Couche superficielle de la peau située au-dessus du derme, divisée elle-même en plusieurs sous-couches et contenant à sa base des cellules vivantes appelées kératinocytes ainsi que les mélanocytes responsables des grains de beauté.

EXPANDEUR

Technique chirurgicale qui a pour but d'augmenter la surface cutanée pour pouvoir enlever et remplacer une zone de peau pathologique ou abîmée (nævus congénital, greffe de peau…).

G

GÉNIOPLASTIE

Intervention de chirurgie du visage la plus fréquemment réalisée pour augmenter la projection du menton. La génioplastie d'augmentation par prothèse a pour objectif d'améliorer l'apparence esthétique d'un menton fuyant (en recul), et plus globalement de rétablir l'équilibre du profil et l'harmonie du visage. Cette intervention peut être réalisée à partir de 18 ans.

GREFFE DE PEAU

Transfert de la peau d'un individu d'une partie du corps à l'autre, pour permettre la cicatrisation d'une plaie ou d'une brûlure profonde excisée. Une autogreffe de peau consiste à transférer un fragment de la propre peau du patient prélevée sur une zone de peau saine (zone donneuse de peau) sur la blessure.

GYNÉCOMASTIE

Développement anormal de la glande mammaire chez l'homme, le plus souvent d'origine indéterminée. Ce phénomène, qui féminise la région pectorale, peut avoir un retentissement psychologique et social majeur chez les hommes, qui n'osent même plus se déshabiller devant leurs proches. La cure de gynécomastie est une intervention de chirurgie esthétique de la poitrine efficace pour réduire ce volume mammaire excédentaire. Néanmoins, l'intervention est seulement envisagée si cette gynécomastie, unilatérale ou bilatérale, persiste après la puberté au-delà d'une période de 18 à 24 mois, sans cause médicale identifiée.

H

HÉMATOME

Collection de sang importante au niveau de la zone d'intervention, le plus souvent sous la peau. L'hématome postopératoire est une complication rare après une chirurgie esthétique, qui survient en général dans les 48 heures après l'intervention. Si l'hématome est léger, sans saignement actif, il se résorbera tout seul. S'il est plus important, une reprise au bloc opératoire est nécessaire pour arrêter le saignement et évacuer la collection de sang. Le résultat esthétique de la chirurgie ne sera pas impacté.

HYPERTROPHIE MAMMAIRE

Excès de volume de la poitrine, en général responsable de handicaps physiques (retentissement fonctionnel) et de douleurs dorsales. L'hypertrophie mammaire est définie par la Sécurité sociale en France comme un excès de volume justifiant une exérèse chirurgicale de plus de 300 g de glande par sein.

→ J

JEUNISME

Forme d'âgisme, autrement dit une discrimination basée sur l'âge. C'est un néologisme généralement péjoratif qui décrit la volonté supposée de donner une place plus importante aux jeunes, ou aux notions liées à ces derniers, aux dépens des populations plus âgées.

→ K

KYSTE SÉBACÉ

Tuméfaction sous-cutanée constituée d'une paroi (encore appelée coque) et renfermant une substance pâteuse, le sébum, produit par les glandes sébacées de la peau pour la protéger. La formation du kyste sébacé est en rapport avec une dysfonction des glandes sébacées, qui se bouchent et entraînent un excès de sébum sous la peau. Les kystes sébacés sont les kystes cutanés les plus fréquents.

→ L

LAMBEAU

Fragment de tissu prélevé sur un site donneur, qui conserve une vascularisation et une innervation.

LASER

Ensemble des techniques médicales qui utilisent les propriétés de la lumière pour avoir une action sur les tissus vivants, en émettant une lumière concentrée qui cible et traite des problèmes cutanés spécifiques. Selon le type de laser, on peut enlever des couches de peau, stimuler la production de collagène, ou cibler des pigments ou vaisseaux sanguins.

LIFTING

Technique chirurgicale qui décrit tous les gestes consistant à retendre et à retirer de la peau en excès.

LIFTING CERVICO-FACIAL

Intervention chirurgicale traitant l'excès de peau au niveau du cou et de la partie inférieure du visage. Ce lifting a pour objectif de traiter les joues, les bajoues et le cou. Il permet de redéfinir l'ovale du visage et de traiter le relâchement cutané du cou.

LIFTING DE LA FACE INTERNE DES CUISSES

Opération de chirurgie esthétique de la silhouette qui permet de retendre la peau de la face interne et antérieure des cuisses, et d'améliorer significativement leur contour. Certaines personnes sont gênées par le relâchement cutané de la face interne de leurs cuisses, à l'origine de frottements lors de la marche. Celui-ci fait le plus souvent suite à un amaigrissement ou au vieillissement. Le lifting de la face interne des cuisses (aussi appelé dermolipectomie de la face interne des cuisses ou cruroplastie) est ainsi une solution.

LIFTING DES BRAS

Opération, aussi appelée dermolipectomie de la face interne des bras ou brachioplastie, qui permet de retendre efficacement la peau relâchée de la face interne et postérieure des bras, et d'améliorer significativement leurs contours. Les déformations brachiales en « ailes de chauve-souris » sont un motif fréquent de consultation en chirurgie plastique. Celles-ci font partie des séquelles d'amaigrissement massif, et sont mal vécues par les personnes concernées.

LIFTING DES TESTICULES

Opération de chirurgie esthétique des parties intimes qui permet de retendre la peau des bourses. Certains hommes sont gênés dans leur vie intime par l'aspect distendu de leur scrotum, sac cutané dans lequel se trouvent les deux testicules. Ce relâchement cutané du scrotum peut concerner les hommes jeunes comme les hommes d'âge mûr. Il est à l'origine d'une plus grande mobilité des testicules et peut occasionner des douleurs lors des rapports sexuels.

LIFTING MAMMAIRE

Opération des seins, aussi appelée mastopexie ou cure de ptose mammaire, qui a pour objectif de remonter les seins tombants sans modifier leur volume. Il permet de leur redonner une forme plus juvénile. Cette intervention peut être réalisée dès la fin de la période pubertaire (achèvement de la croissance mammaire). Les seins dits « tombants » (ptose mammaire) sont souvent très mal vécus psychologiquement par les femmes qui ont le sentiment d'avoir perdu leur féminité. De nombreux facteurs peuvent influencer la forme des seins, parmi lesquels les malformations mammaires, l'élasticité cutanée, le poids des seins, la gravité, les variations pondérales, les grossesses ou encore les allaitements.

LIPOFILLING

Technique chirurgicale qui consiste à injecter des cellules graisseuses prélevées sur le patient pour restaurer un volume. Le lipofilling (aussi appelé lipostructure ou lipomodelage) peut être utilisé en augmentation mammaire, en chirurgie du visage pour un comblement ou en chirurgie réparatrice.

LIPOME

Tumeur sous-cutanée correspondant à une prolifération localisée de cellules graisseuses (stockant la graisse) d'origine inexpliquée. C'est une « boule graisseuse » se développant sous la peau, indépendamment de l'alimentation. Un lipome peut être localisé dans la graisse superficielle ou profonde, ou même être situé à l'intérieur des muscles. Il constitue la tumeur bénigne la plus fréquente des parties molles.

LIPOSUCCION OU LIPOASPIRATION

Traitement efficace des amas graisseux localisés du corps (aussi appelés stéatoméries), qui ne disparaissent pas malgré une bonne hygiène de vie. Cette intervention très courante est pratiquée seule ou combinée à d'autres actes de chirurgie esthétique. La liposuccion a pour objectif principal de remodeler et d'affiner la silhouette. Elle n'a pas vocation à faire maigrir.

LYMPHE

Liquide biologique clair contenant des cellules sanguines avec très peu de globules rouges, que l'on peut comparer au plasma.

→ M

MALFORMATION CONGÉNITALE OU MALADIE CONGÉNITALE

Malformation physique présente au moment de la naissance.

MASTECTOMIE

Intervention chirurgicale réalisée sous anesthésie générale, qui consiste en l'excision ou l'ablation d'un sein dans lequel se situe la tumeur dans son intégralité, y compris l'aréole ou le mamelon. On l'appelle aussi chirurgie mammaire non conservatrice.

MÉDECINE ESTHÉTIQUE

Ensemble des techniques médicales (non invasives) qui permettent d'embellir sans chirurgie.

MÉLANOME

Cancer de la peau développé à partir de cellules, appelées mélanocytes, qui fabriquent la mélanine, le pigment colorant de la peau. Dans la grande majorité des cas, le mélanome survient de façon spontanée sur une peau saine, et se développe parfois à partir d'un ancien grain de beauté (nævus). Le traitement est chirurgical et consiste à reprendre la cicatrice induite par la biopsie-exérèse du mélanome, avec une marge de sécurité. D'autres traitements médicaux complémentaires seront discutés en réunion entre professionnels de santé (RCP). Cette rencontre dans un hôpital référent regroupe plusieurs spécialistes outre le chirurgien (chirurgien esthétique, dermatologue, oncologue, radiothérapeute) afin d'analyser la situation du patient, les traitements possibles et les bénéfices et risques encourus.

MÉSOTHÉRAPIE OU MÉSOLIFT

Technique de médecine esthétique qui consiste à effectuer de multiples perforations de la peau afin de faciliter la pénétration de substances actives. C'est une biorevitalisation, qui stimule les fonctions cellulaires affectées. La mésothérapie entraîne également une redensification du derme et une stimulation de la synthèse de collagène. La mésothérapie peut être réalisée de plusieurs façons selon les indications : au stylo de mésothérapie, à l'aiguille et à la seringue, au pistolet de mésothérapie, au roller.

MICROLIPOSTRUCTURE

Technique qui consiste à prélever des cellules graisseuses à la seringue et à la microcanule, à purifier les cellules graisseuses puis à réinjecter la graisse à l'aide de microcanules pour restaurer les volumes du visage.

N

NÆVUS
Grain de beauté qui désigne une tumeur cutanée bénigne.

NARCISSISME
Amour excessif porté à l'image de soi.

NEUROMÉDIATEUR
Médiateur chimique assurant la transmission de l'influx nerveux.

NYMPHOPLASTIE OU LABIOPLASTIE
Opération chirurgicale des parties intimes qui permet de réduire la taille des petites lèvres vulvaires. Cette intervention peut être unilatérale ou bilatérale. L'hypertrophie des petites lèvres est caractérisée par de petites lèvres dépassant de l'orifice de la vulve en position debout. Cette hypertrophie peut être responsable d'une gêne esthétique et fonctionnelle (douleurs durant les rapports sexuels, gêne vestimentaire, gênes lors de la pratique de certains sports…).

O

OTOPLASTIE
Intervention chirurgicale permettant un repositionnement des oreilles décollées ou hypertrophiées et de traiter les malformations à l'origine. Elle peut concerner une seule oreille ou les deux (otoplastie unilatérale ou bilatérale).

Deux malformations (isolées ou associées) entraînent une augmentation de l'angle rétro-auriculaire entre le crâne et l'oreille, responsable de son aspect décollé :

- un défaut de plicature du cartilage de l'oreille (anthélix), se traduisant par un manque de relief de la face latérale de l'oreille ;
- une hypertrophie de la conque (cartilage central de l'oreille en arrière du conduit auditif) accentuant la projection de l'oreille vers l'avant.

P

PATTES-D'OIE
Rides divergentes qui apparaissent sur la zone anatomique située à la partie externe de l'œil, au niveau de la tempe.

Le principe d'un traitement des pattes-d'oie par des injections de Botox consiste à mettre au repos les muscles responsables des rides par l'action de la toxine botulique (en diminuant la contraction des muscles).

PÉNOPLASTIE

Opération de chirurgie du pénis. Certains hommes peuvent être complexés par la taille de leur pénis, à l'origine d'un manque de confiance en eux qui entraîne des troubles d'ordre sexuel et psychosocial.

Il existe deux interventions, qui peuvent être réalisées de manière isolée ou combinée :

- la pénoplastie d'allongement dont l'objectif, comme son nom l'indique, est d'augmenter la longueur du pénis, principalement au repos ;
- la pénoplastie d'élargissement (ou lipopénostructure), qui permet quant à elle d'augmenter l'épaisseur du pénis, tant au repos qu'en érection.

PHLÉBITE OU THROMBOSE VEINEUSE

Formation d'un caillot (thrombus) dans une veine. Une intervention chirurgicale vient perturber l'organisme au niveau des tissus cutanés et plus profonds, dépendant des incisions nécessaires lors de l'intervention. Ces traumatismes peuvent engendrer la formation d'un caillot de sang, qui peut se détacher et provoquer une thrombose veineuse.

PLASTIE ABDOMINALE AVEC TRANSPOSITION DE L'OMBILIC

Opération qui consiste à traiter le tablier abdominal inférieur et à remettre en tension la peau abdominale au-dessus du nombril. Les variations pondérales, les grossesses et le vieillissement sont les trois principaux facteurs pouvant avoir un retentissement négatif sur l'apparence esthétique de l'abdomen. Il existe plusieurs techniques d'abdominoplastie, dont le choix dépendra de l'anatomie de chaque patient et de ses attentes. L'abdominoplastie avec transposition de l'ombilic permet de repositionner le nombril dans sa position anatomique en fin d'intervention.

PLIS D'AMERTUME

Dépressions situées au niveau des commissures des lèvres, donnant aux coins des lèvres un aspect tombant.

R

RECONSTRUCTION MAMMAIRE

Opération mammaire qui peut être immédiate (en même temps que la mastectomie) si aucune radiothérapie complémentaire n'est envisagée, ou différée (6 mois à 1 an après la fin des traitements médicaux). L'ablation totale d'un sein (également appelée mastectomie) représente un véritable traumatisme affectant le symbole de la féminité et pouvant être à l'origine d'un retentissement psychosocial majeur. La reconstruction mammaire est une procédure longue se déroulant en plusieurs étapes.

RÉDUCTION MAMMAIRE

Opération des seins qui a pour objectif de diminuer le volume des seins hypertrophiques. Elle permet également d'améliorer leur forme en remontant les plaques aréolo-mamelonnaires en bonne position. Cette intervention peut être réalisée dès la fin de la période pubertaire (achèvement de la croissance mammaire). L'hypertrophie mammaire est caractérisée par des seins de gros volume, fréquemment associée à une ptose mammaire (seins tombants). Cette hypertrophie peut être responsable d'une gêne esthétique et fonctionnelle, se traduisant par des douleurs cervico-dorsales, des difficultés pour s'habiller ou faire du sport, et des irritations cutanées au niveau des sillons sous-mammaires.

RÉNUVION

Technologie qui vient compléter la palette thérapeutique des chirurgiens esthétiques pour remettre en tension des tissus. Elle associe de l'hélium et de la radiofréquence, ce qui crée une augmentation très localisée de la température sous la peau, provoquant au niveau du passage de la canule une rétraction des tissus. C'est un outil supplémentaire qui peut aussi être associé et utilisé lors de la lipoaspiration pour en améliorer le résultat.

RHINOPLASTIE

Intervention chirurgicale qui consiste à modifier la forme du nez et, dans certains cas, à améliorer la fonction respiratoire. Le but d'une rhinoplastie n'est pas de changer le nez, mais de réaliser des raffinements subtils respectant son identité et son caractère. Cette intervention complexe requiert une connaissance pointue de l'anatomie du nez, une compétence chirurgicale avancée, mais également une vision tridimensionnelle de cette partie du visage.

RIDES DU LION

Rides verticales situées entre les deux yeux, dans la zone de la glabelle. Elles apparaissent quand on fronce les sourcils et peuvent donner un air sévère. Il existe plusieurs traitements pour les corriger : le plus efficace est le Botox. Quand la ride du lion forme un creux profond, on la remplit avec des injections d'acide hyaluronique peu réticulé en complément du Botox.

→ S

SEINS TUBÉREUX

Malformation mammaire assez fréquente dont l'origine est inconnue, qui peut être corrigée par une chirurgie mammaire. Cette malformation apparaît dès la puberté lors du développement des seins et est à l'origine d'un retentissement psychosocial important affectant la féminité des jeunes femmes. Elle se caractérise de manière constante par une anomalie de la base d'implantation des seins, dont la croissance se fait uniquement vers le centre du sein. Ce défaut de développement à la périphérie du sein est responsable dans les cas sévères de leur forme tubéreuse (en forme de tubercule).

SÉROME

Accumulation de liquide lymphatique au niveau du site opératoire. Cet épanchement lymphatique peut nécessiter une ponction du liquide en cabinet. Il est plus fréquent dans les interventions qui comportent des décollements importants de la peau.

SÉROTONINE

Neurotransmetteur qui agit notamment dans la régulation de l'humeur, de l'alternance veille-sommeil, de l'appétit, de la perception de la douleur, de la température du corps, de la libido et de la vigilance. Un manque de sérotonine peut entraîner une humeur maussade, une absence de plaisir, d'enthousiasme, de dynamisme, des sautes d'humeur, une dépression, une mélancolie…

SILLON NASO-GÉNIEN

Pli du visage qui part de l'aile du nez et se dirige vers le coin de la bouche. Ce sillon a tendance à s'accentuer avec l'âge et à donner au visage un air fatigué, marqué, sévère. Le fait de combler ce sillon avec de l'acide hyaluronique permet de l'estomper et de redonner du volume en offrant un résultat naturel et harmonieux.

→ T

TABLIER ABDOMINAL

Excédent de peau du bas-ventre (la région comprise entre le nombril et le pubis), souvent après des variations importantes de poids. Ce relâchement cutané peut recouvrir de façon plus ou moins importante le pubis en fonction de son degré de sévérité. L'excédent de peau peut être associé à un excès de graisse abdominale et/ou à un diastasis musculaire. Difficile à déloger malgré un poids de forme stable et une activité physique régulière, la chirurgie esthétique de la plastie abdominale est la solution pour traiter le tablier abdominal.

→ U

ULTRASONS

Dernière génération de traitement esthétique non invasif permettant de rajeunir la peau, grâce à une remise en tension des tissus cutanés. Les ultrasons HIFU corrigent le relâchement cutané et les rides au niveau du visage, en stimulant la production de collagène et d'élastine par l'organisme.

→ V

VASER

Opération qui permet de réaliser une lipoaspiration en utilisant la technologie des ultrasons à très haute fréquence. La lipostructure par Vaser (Vibration Amplification of Sound Energy at Resonance), ou liposuccion haute définition est une nouvelle méthode de liposuccion qui vise à liquéfier l'ensemble des amas graisseux sous-cutanés par décollement à l'aide d'une canule délivrant des ultrasons dans le tissu adipeux. L'émulsion de la graisse ainsi réalisée sera aspirée dans un deuxième temps, de façon plus précise et homogène, directement sous la peau.

Remerciements

Toute ma reconnaissance et celle de Pauline vont aux deux mères-veilleuses femmes qui ont appuyé la rédaction de ce livre avec tant de bienveillance.

Juliette, éditrice chez Mango éditions, cet écrit n'aurait pas pu voir le jour sans ton enthousiasme et ton soutien. L'écriture fut d'une telle intensité ! Nous avons touché tellement d'émotions avec cette expérience. Merci du fond du cœur d'avoir réalisé ce rêve fou.

Amélie, rédactrice de nos rêves : travailleuse, disponible, joyeuse, lumineuse, affectueuse et si ouverte. Tu es une si belle personne. Nos échanges sur la beauté sont des cadeaux. Tes encouragements dans les moments de doute furent une précieuse force. Tu nous as aidés à dépasser nos peurs et à nous éloigner du gouffre du *fucking* syndrome de l'imposteur. Quelle chance d'avoir croisé ton chemin ensoleillé !

Nous devons beaucoup à nos patients et patientes. Merci de tout notre être pour votre confiance, vos inspirations depuis tant d'années. Vous êtes de merveilleux miroirs.

À Romy et Alba, nos filles, dont le regard vif, émerveillé et aimant nous fait croire que tout est possible. Nous vous souhaitons de vous libérer des carcans que la société essaiera de vous imposer pour que vous ne soyez pas trop libres. Parlez fort, riez fort, rayonnez, dépassez la normalité de ce qu'on nous vend, ici sur Terre. Vous pouvez rêver grand. Aimez fort et prenez toute votre place ! Embrassez toujours votre authenticité et aimez pleinement les êtres exceptionnels et magiques que vous êtes. Merci de faire de nous vos parents et de nous combler de bonheur. Notre amour pour vous est infini.

Merci à vous, qui tenez ce livre entre vos mains. Merci de le faire vivre, quelle jouissance !

Grâce plus personnelle de Pauline

Pour ma hippie de mère, Véronique. À toi qui m'as toujours montré le chemin de la liberté. Tu es si vraie. Tu m'as appris à aimer toutes celles que je suis, à accepter que je sois multiple et à embrasser ma totalité. Et surtout, tu m'as appris que tout est possible. Que dans le fond, tout ce qu'on désire au plus profond de son cœur nous attend toujours quelque part. Tu soignes le monde, maman. Je te dédie ce livre.

À Amandine, ma sœur, mon ancre, ma confidente. Merci pour nos discussions passionnées sur notre non-dualité, sur notre intensité, sur notre vulnérabilité, sur nos polarités. Tu es une personne si honnête, pudique et courageuse. C'est trop beau de cheminer ensemble, en défaisant nos poupées russes. Tu es la paix, ma sœur, et je t'aime tant.

À Stéphane, mon père adoré. Ton intelligence et ton esprit vif m'ont toujours fascinée. Avec toi, rien n'est lisse. L'énergie n'est pas douce, elle est intense. Merci pour ton inconditionnalité.

Mes yeux s'emplissent de larmes de gratitude quand je pense à vous, vous êtes ma force.

Merci à la vie pour les synchronicités, l'initiation au frontal, pour les montagnes russes. Tout est révélateur et transformateur. Nous sommes nos propres enseignants et j'ai la profonde croyance que nos libérations libèrent les autres. Nous ne sommes jamais perdus, mais toujours en train d'expérimenter.

À toutes les roses.

À nos corps imparfaits.

À la diversité de ce monde.

À la magie de la vie.

À l'impermanence.

Aux ombres et à la lumière. Le voyage entre les deux est délicieux.

À tous les êtres extraordinaires de cette Terre.

À l'amour universel.

Nous sommes sur Terre pour jouer, goûter, vivre le paradoxe, expérimenter… C'est magnifique.

Alors, kiffons !

Enjoy the ride !

57, rue Gaston-Tessier, 75019 Paris

Dépôt légal : mars 2025
www.mangoeditions.com
Retrouvez-nous sur Instagram : @mangoeditions
et sur Facebook : Mango éditions

Direction : Guillaume Pô
Direction éditoriale : Tatiana Delesalle
Édition : Juliette Magro
Coécriture : Amélie Poggi
Préparation de copie et relecture sur épreuves : Emeline Plessier
Direction artistique, couverture et maquette intérieure : Sylvaine Beck
Mise en pages : Chloé Tipo
Direction de fabrication : Thierry Dubus
Suivi de fabrication : Juliette Darrière

Numéro d'édition : 25L0410
ISBN : 978-2-3170-3166-3
Code MDS : MN31663
Achevé d'imprimer en février 2025, par Graphycems, en Espagne

FSC
www.fsc.org
MIXTE
Papier | Pour une gestion forestière responsable
FSC® C007507

Ce livre s'inscrit dans une démarche écoresponsable. Il est composé de matériaux issus de forêts bien gérées, certifiées FSC® et d'autres sources contrôlées. Cette certification garantit une empreinte carbone réduite et une gestion raisonnée de la forêt, qui maintient la biodiversité et protège les écosystèmes. Il est imprimé avec des encres à base d'huile végétale. Il a été imaginé et conçu en France et imprimé en Europe.